糖尿病は
グルカゴンの反乱だった

インスリン発見後、なぜ未だに
糖尿病は克服できないのか

著

稙田　太郎

星和書店

本書を恩師 Roger H. Unger 教授に捧げる

プロローグ

糖尿病の臨床を長年やってきた専門医であれば、1型糖尿病（インスリンの注射無くしては生きて行けない糖尿病）のコントロールが、如何に至難の業であるかを心底から痛感しているはずです。

どうしても治療目標が達成できず、治療者として自責の念にかられ無力感さえ感じながら、現状に妥協するしかなかったのです。

患者さんには「食事がキチンと守られていないから」とか「運動が足りないから」などと、責任の一端を押し付けながらも、内心忸怩《じくじ》たる思いがありました。

とくに困難を極めるのは、1型糖尿病の患児が思春期にさしかかると、血糖がわけもなく乱高下して収拾がつかなくなり、不安定な精神状態を背景に自暴自棄となって、命綱のインスリン注射を拒絶する事態にもなりかねないのです。

これまで糖尿病は、血液中のブドウ糖を大手の消費者である筋肉、脂肪組織や肝臓に取り込み、エネルギーとして利用するインスリンの働きが不足（2型糖尿病）ないし欠乏（1型糖尿病）するために、ブドウ糖が血中にダブついて高血糖となり、血管を障害する病気と理解されてきました。すなわちすべてはインスリンの働きの不足からくる病気と一元的に説明されてきたのです。

そうであるならば、インスリンを巧みに使って、健常者とまったく同じように血中インスリンの動きをシミュレーションすれば、高血糖を正常化できるのでしょうか？

確かに理論的にはそうですが、実はシミュレーションすること自体が不可能なのです。

なぜなら（この点は本文中で詳しく述べますが）、健常者ではインスリンは体の部位によって血中濃度が異なっており、インスリンがつくられる膵臓（膵島）内では極めて高濃度ですが、最初に向かう肝臓では1／30～1／60に薄まり、筋肉や脂肪組織など末梢レベルでは1／100～1／200に希釈されるのです。

したがって1回のインスリン注射で、このような生理的な濃度格差をつくり出すことはできません。インスリン注射は末梢血レベルを補うものであり、筋肉や脂肪組織に対する作用は是正できても、源流の膵島や中流の肝臓におけるインスリンの働きを健常者並みに再現することはできないのです。

このために、1型糖尿病で観られる説明のつかない血糖のアップ／ダウンを平坦化し、低血糖を起こさずにHbA1cを健常者並みの6％以下に正常化することなど到底できない相談です。

従って、現行のインスリン治療は、（殊、1型糖尿病においては）不完全なものと言わざるをえないのです。


それだけではありません。

糖尿病（特に1型糖尿病）は、インスリン治療だけでは血糖を正常化できないもっと重要な異変が起きていたのです。

不思議なことに、この異変が如何なる事態であるかを問われることは、長い糖尿病の歴史においてありませんでした。

ところが思いも寄らぬところから、これまで等閑に付されてきたインスリンの対抗ホルモンであるグルカゴンを抑えてみると、1型、2型を問わず糖尿病の高血糖が予想以上に下がる事実が判明し、グルカゴンに関心が高まってきたのです。

1型糖尿病は、からだの中にインスリンがほとんど無くなった状態で、インスリンを注射しなければ、血糖とケトン体が際限なく増加し、衰弱して昏睡から死に至る怖い病気です。

ところがこの患者のグルカゴンを抑えるだけで、（インスリンを使わずに）高血糖もケトン体の増加も改善することが証明されたのです（本文中に詳述）。

つまり1型糖尿病はグルカゴンの増加を伴わなければ、致死的なまでに重症化する病気ではないという事実が浮かび上がってきたのです。


実は、インスリンとグルカゴンの間には、想像を超えた摩訶《まか》不思議な関係があったのです。すなわちインスリンが衰退すると、必然的にグルカゴンが台頭するという現象です。

つまり「β細胞の消滅＝インスリンの欠乏」が引き金となって、その不可分な結果として「α細胞の過形成＝グルカゴンの過剰」が必発するという直接的な因果関係があったのです。

その結果、「インスリンの欠乏」と「グルカゴンの過剰」の2つの効果が重なって、糖尿病の高血糖とケトン体産生の亢進に拍車がかかり、最も恐ろしいケトアシドーシス（糖尿病昏睡）の病像が現れることになるのです。

これまで長い糖尿病の研究史において、問題は常にインスリンの側に在ると考えられてきましたが、実は、問題の多くはグルカゴンの側に在ったのです。此処に、糖尿病の最大のミステリーが潜んでいました。そのことに気付かず、糖尿病を単純にインスリン欠乏の病気と信じて、「虚像」を追ってきたのです。

恐らくこのことに長い間気付かなかった最大の理由は、「インスリンの欠乏」と「グルカゴンの過剰」が同じ代謝効果をもたらすことに起因したと思われます。そのためすべては「インスリンの欠乏」の結果と片付けられてきたのでした。

もう一つは、グルカゴンは低血糖側で働くホルモンであり、高血糖の糖尿病ではグルカゴンは沈滞したままで、取るに足る働きなどしていないという固定観念によって、グルカゴンが糖尿病の高血糖に大きい貢献をしていると考える人は誰もいなかったのです。

したがって、「インスリンの欠乏」より「グルカゴンの過剰」が糖尿病の病態形成に主役を演じているという逆説的な提唱は、インスリン中心に固まった糖尿病学界にとって、まさに青天の霹靂《へきれき》であり、糖尿病の概念を根底から揺るがす地殻変動だったのです。

本書は旧来の「インスリン中心の糖尿病」を脱皮し、「グルカゴンを中心に再構築された新たな糖尿病」の誕生を告知する記録です。

このように書いても、恐らく多くの人には理解しづらいと思いますので、もう少し話を進めましょう。

それではまず糸口として、インスリンとグルカゴンの2つのホルモンの分泌相関からみていくことにしましょう。

健常者では血糖が上がるとインスリンが出て、グルカゴンが下がり、一方、血糖が下がるとインスリンが引っ込んで、グルカゴンが前面に出てきます。すなわちこの両ホルモンは血糖の動きに対して逆方向に反応します。このことからグルカゴンはブドウ糖によって抑えられると固く信じられてきたのです。

ところが糖尿病患者さんでは、この健常者に観られる関係が失われていたのです。

すなわちインスリン分泌の枯渇した1型糖尿病では、グルカゴンは血糖の増加に反応して分泌が高まるのです。

つまり糖尿病のα細胞（グルカゴン）は〝狂って〟おり、ブドウ糖によって抑えられずむしろ分泌が高まるという奇異性反応が、1型、2型を問わず糖尿病の根底にあったのです。

さらにまた、特に1型糖尿病では血糖が下がってもグルカゴンが正常に出ないという異常が病初期からみられ、そのため重症の低血糖を起こす危険性が大きい（低血糖に対して無防備）という一面も知られています。これもα細胞が〝狂って〟いる証拠です。

その後の研究で、α細胞のグルカゴン分泌は実はブドウ糖ではなく、インスリンによって厳格に抑制されていることが明らかになりました。

したがってインスリンの統制力が弱まった糖尿病では、インスリンに対しグルカゴンが優勢（2型糖尿病）あるいはグルカゴンの独壇場（1型糖尿病）となって分泌が亢進し、血糖をさらに押し上げる結果になっているのです。

そしてさらに驚くべき新たな事実が明らかになりました。

それは1型糖尿病では、血糖が高ければ高いほどグルカゴンの分泌が高まるという事実があったのです（本文中に詳述）。その結果、高血糖がグルカゴンを介して自分自身を押し上げ、高血糖が高血糖を助長するという悪循環が生まれることになるのです。

いずれにしても長い糖尿病の歴史の中で、スポットライトを浴びることのなかったグルカゴンが、一躍糖尿病の表舞台に躍り出たのです。

科学とは真実を掘り起こすことであり、真実が明らかにならなければ、根本的な治療法も生まれません。

インスリンの発見以来約1世紀、糖尿病の中心に君臨してきたインスリンが、その座をグルカゴンに譲り渡す時が来たのです。

すなわち糖尿病は身体《からだ》がインスリンを失ったためではなく、グルカゴンをコントロールできなくなった結果だったのです。

糖尿病はインスリンの欠乏によって発症することは真実ですが、インスリンの欠乏はグルカゴンの台頭を許す前提条件であると言えるのです。

正に糖尿病の病態の理解が、天と地ほどに変わったのです。これはインスリン発見後の糖尿病の研究史において、まさに画期的なパラダイムチェンジと言えます。

医学史上最大の快挙といわれるインスリンの発見を讃えた名著に、『インシュリン物語―糖尿病との闘いの歴史』（レンシャル、ヘテニー、フィーズビー共著、二宮陸雄訳、岩波書店、1965）と『インスリン物語』（二宮陸雄著、医歯薬出版、2002）があります。

前者はトロント大学ベスト研究所の3人の研究者が執筆し、留学中の二宮陸雄先生の和訳で広く読まれた名著です。

私はこの『インスリン物語』を意識しつつ、本書を『グルカゴン物語』として世に出したいと思いました。

それは死の病であった1型糖尿病を生存可能な病気に変えた「インスリン」発見の金字塔に対して、長い間〝インスリンドグマ〟の壁に阻《はば》まれて姿の見えなかった真犯人が「グルカゴン」であることを突き止めた一科学者の偉業を讃えたい思いからです。

その機は十分に熟したと思われるのです。

本書は未だかつてどの教科書にも書かれたことのない糖尿病の地殻変動を解説するために、そこに至るグルカゴンの研究史上マイルストーンとなった研究について紹介したいと思います。すでに革新的な治療薬（グルカゴン抑制薬）の臨床治験の足音が直ぐそこまで聞こえて来ているのです。

２０１９春　　著者記す

目次

プロローグ　iii

第1章　グルカゴンのプロフィール　1

第2章　糖尿病におけるグルカゴンの再発見　11

第3章　ホルモンとしてのグルカゴン　23

1．インスリンの発見まで
2．第2の膵島ホルモン〝グルカゴン〟の誕生
3．グルカゴンの産生
4．グルカゴンの働き

5．グルカゴンの分泌調節

第4章 糖尿病とグルカゴン 61
1．糖尿病の発症に対するグルカゴンの関与
2．空腹時高血糖へのグルカゴンの関与
3．食後高血糖へのグルカゴンの関与

第5章 膵島内の混乱（パラクリノパシー） 75

第6章 グルカゴンの過剰はすべてのタイプの糖尿病に存在する 85

第7章 グルカゴンルネッサンス 91

第8章 グルカゴンが無ければ糖尿病にならない 97
1．抗体を使った成績

2. グルカゴン受容体アンタゴニストを使った成績
3. グルカゴン受容体アンチセンスを使った成績
4. α細胞が無い動物を使った成績
5. 突破口となったグルカゴン受容体欠損マウス

第9章 変わる糖尿病治療：グルカゴン抑制薬の最前線 121
1. 1型糖尿病のレプチン治療
2. グルカゴン抑制薬としてのGLP－1
3. グルカゴン受容体アンタゴニスト
4. アミリン類似体

附）グルカゴンの抑制につながる食事の摂り方 135
1. 糖尿病ではインクレチン効果が落ちている
2. GLP－1は善玉インクレチン、GIPは悪玉インクレチン
3. 糖尿病のグルカゴン分泌異常に悪玉インクレチンの影

4. 腸内細菌の役割
5. 悪玉インクレチンを素通りし、善玉インクレチンだけを高めるには
おわりに 163
あとがき 169
索引 173

第1章　グルカゴンのプロフィール

それでは本書の主人公である「グルカゴン」の横顔から紹介しましょう。

インスリンに比べ知名度の低いこのホルモンを知らない人は多いかと思いますが、グルカゴンはインスリンとは反対に、血糖を上げるホルモンです。

下等動物からヒトに至るまで、生体はもっとも生理的な燃料であるブドウ糖を絶えず必要とします。

それは生命を統括する脳が、ほとんどブドウ糖しか使えないからです。つまり脳は代謝エネルギーのほぼ全てをブドウ糖に依存しているのです。

そのため、食後には余剰のブドウ糖をグリコーゲンのかたちで肝臓に蓄え、空腹時にはそれをブドウ糖に戻して脳に供給しています。

インスリンはブドウ糖を細胞内に取り込み、これをエネルギーに変えて利用し、一部はグリコーゲンとして貯えるのに対して、グルカゴンは逆にその利用や貯蔵をストップし、血中にブドウ糖を放出して、脳やその他の組織に供給します。

すなわちインスリンは貯蓄型の同化ホルモンであり、グルカゴンは消費型の異化ホルモンなのです。

このように相反する働きをもつ2つのホルモンが、相互に補完的に糖代謝を調節しています。血糖が高いとインスリンが出てグルカゴンが引っ込み、血糖が低くなるとインスリンが引っ込んでグルカゴンが出ることによって、血糖の円滑な恒常性維持（ホメオスタシス）が達成されるのです。

この協調的な逆方向の調節は、恰も関節における筋肉の動きに似ています。例えば腕を曲げる時には、上腕二頭筋が収縮し、三頭筋が伸びます。逆に、腕を伸ばす時には三頭筋が収縮し、二頭筋が伸びることによって腕の合目的な運動が円滑に行くのと同じです。

ところでこれまで血糖が高い糖尿病では、血糖を下げる働きを持ったインスリンの作用不足のみが問題にされてきました。

そして低血糖側で働くグルカゴンは、高血糖の闇の中に沈んで、その存在すら忘れ去られていたのです。

膵臓を摘出する（インスリンが無くなる）と糖尿病になり、インスリンを補うと血糖が下がり患者を救うことができることから、インスリンの欠乏が糖尿病の唯一無二の原因であると考えるのは至極妥当であるように思えました。

ところが事はそれ程単純ではなかったのです。

確かにインスリンは、死を待つしかない糖尿病（インスリンをつくれない現在の1型糖尿病）を生存可能な病気に変えることはできました。

しかし代謝異常のすべてを正常に戻すことはできなかったのです。

つまり糖尿病は単純にインスリンの欠乏症ではなく、たとえインスリンを巧妙に補っても、糖尿病の異常のすべてを健常者並みに是正することなど不可能だったのです。

そのことは、90年余に及ぶインスリン治療の進歩をもってしても、未だに1型糖尿病患者さんの血糖を正常化することが不可能であり、そのために合併症を克服できない現実がそれを物語っています。

かつてインスリンの発見によって、人類は糖尿病の苦難から完全に解放されたと思われましたが、糖尿病のすべてが解決したわけではなかったのです。つまりインスリン一辺倒の治療は不完全なものと言わざるをえないのです。

そしてそこには思いも寄らぬグルカゴンの異変があったのです。

健常者では、グルカゴンはインスリンの厳格な統制下に置かれており、インスリンの監視が効いている間は、グルカゴンが不用意に出る幕などありません。

運動や空腹や絶食などでブドウ糖が消費され血糖が下がった場合、インスリンが減じ、これを受けて初めてグルカゴンが出動して、肝臓からブドウ糖を引き出し、血糖を上げることで組織や細胞のエネルギー需要を満たしているのです。

ブドウ糖を感知するセンサー役のβ細胞は、血糖が上がればインスリン分泌を増やし、血糖が下がれば分泌を減らすことで血糖を管理調節することができるのに対して、夜間の空腹時や一過性の低血糖時に働くα細胞（グルカゴン）は、糖尿病の慢性高血糖に大きい貢献はないとして長らく顧みられなかったのです。

ところが最近、糖尿病の原因が「インスリンの欠乏」より、むしろ「グルカゴンの過剰」に在るという研究論文が出たのです。

グルカゴンは健常者では縁の下の力持ちとしてエネルギー代謝を支えていますが、ひとたびインスリンの統率力が弱まると、α細胞（グルカゴン）は変節し、これまでインスリンの従順なパートナーであったグルカゴンが反乱軍になって、クーデターを起こし、肝臓から絶えずブドウ糖を引き出して血糖を押し上げることになるのです。

つまりインスリンの支配から解放されたグルカゴンは、轡《くつわ》をはずされた荒馬のように暴れ出し、本来、低血糖側で働くべき任務のホルモンが見境なく高血糖側でも猛威を振るって、肝臓をブレーキの効かないブドウ糖の製造マシーンに変身させることになるというのです。

これまで、「糖尿病の高血糖は、インスリン欠乏の直接の結果である」ということに異論を挟む人は誰もいませんでした。

ところが糖尿病は、「インスリンの欠乏」による糖利用の低下よりも、「グルカゴンの過剰」による糖産生の増加がはるかに大きいウエイトを持った病気であることが明らかになったのです。

このことを示唆する事例として次のような臨床的事実があります。

膵臓を手術で取ってしまうとインスリン治療が必要な糖尿病になりますが、この膵臓摘出後の糖尿病と、自然発症の1型糖尿病を比較すると、インスリン欠乏は同じであっても、後者の方が圧倒的に重症なのです。なぜインスリンが完全に消失した膵摘出後の糖尿病の方が軽症なのでしょうか？　その理由はグルカゴンにあって、膵摘出糖尿病では活性（働き）のある膵グルカゴンが無くなるのに対し、1型糖尿病ではグルカゴンが過剰に存在し、内因性の糖産生が高まるからです。そのため前者の糖尿病は少量のインスリンで容易にコントロールができるのに対して、後者では多量のインスリンを用いてもなおコントロールが困難であるのです。

すなわちヒトの1型糖尿病は、インスリンと膵グルカゴンが両方ともきれいに無くなった膵摘出後の糖尿病とは異なり、やっかいなことにインスリンが枯渇した後、グルカゴンが我が世の春を謳歌《おうか》しているまったく違う病気なのです。

糖尿病患者さんに「糖尿病は何故血糖が高いのでしょうか？」と尋ねると、多くの場合「インスリンの働きが足りないため、ブドウ糖を上手く使えないから」という答えが返ってきます。これは旧来のインスリン側からの答えであって正解ではありません。

糖尿病ではインスリンの欠乏によってブドウ糖の処理がうまく行かない以上に、体の中すなわち肝臓で24時間にわたってブドウ糖が過剰につくられている事実を知らねばなりません。そしてそれは外でもない分泌調節の狂ったα細胞が、奇異性にグルカゴンを分泌(註)するためであり、糖尿病の高血糖の謎は実に此処に在ったのです。

グルカゴンはプログルカゴン遺伝子の産物である大型のグルカゴン前駆体からつくられます。

(註) 奇異性 (paradoxical) 分泌：本来、低血糖で刺激されるグルカゴンが高血糖で抑制されず、むしろ分泌が高まること。

この遺伝子を持つ細胞は、膵臓のα細胞だけではなく広く腸管（特に胃底部）にも分布し、膵臓摘出後の高血糖に一役買っていることも分かっています。

さらに実験的にα細胞をほぼ完全に破壊しても、わずか数%が残るだけでインスリンに対抗して低血糖を防ぐことができるという成績もあります。この点はインスリンをつくるβ細胞が10〜20%生き残ったとしても糖尿病が発症するのに比べると、グルカゴンをつくるα細胞の代償能力がきわめて大きいことを示すものです。

このようにα細胞はしたたかで生命力が強く、β細胞のように弱体化することなどありません。

このことは考えてみると、太古の昔、人類が氷河期や天災による飢餓を耐え抜いて生き残るためには、血糖をいかに上げないかより、いかに血糖を下げないかの方がより重要であったはずです。

人類が十分な食料を手にするまでの長いながい苦難の道程《みちのり》を下支えしてきたのはグルカゴンであり、インスリンは豊穣な時代を迎えたつい最近になってストレスに曝され始めたばかりと言えるのです。

その証拠に、血糖を下げるホルモンはインスリンが唯一であるのに対して、血糖を上げるホルモンはグルカゴンの外にも、エピネフリン（アドレナリン）やコルチゾール（副腎皮質ホルモン）や成長ホルモンといった二重三重のバックアップシステムが生体に備わっていることからもうなずけます。

そして遂に、グルカゴンが糖尿病の表舞台に躍り出る時が来たのです。

それは「インスリンが無くても、グルカゴンの働きを抑えれば、糖尿病にならない」という衝撃的な研究が発表されたのです。

これが真実であれば、今後、糖尿病の治療に革命が起きるでしょう。近い将来、多くの糖尿病患者さんがインスリン一辺倒の治療ではなく、グルカゴンの抑制が必須の治療法になると思われます。

いずれにしても患者さんには大いなる福音がもたらされることになるのです。

第2章　糖尿病におけるグルカゴンの再発見

糖尿病はインスリンというホルモンの欠乏によって起きることはご存じでしょう。

それは医学史に燦然と輝く真実なのです。

インスリンは1921年、カナダのトロント大学医学部において、BantingとBestによって発見されました。

翌年、彼らはさっそくウシの膵臓から抽出したエキスを、瀕死の1型糖尿病の患児に注射しました。すると糖尿病が劇的に改善し、一命を救うことができたのです。

この大発見から、すべての糖尿病はインスリンで治すことができ、糖尿病のすべての異常はインスリンの欠乏からくるという信条が定着したのです。

すなわち「糖尿病はインスリンの欠乏が唯一無二の原因である」とされてきました。

子供に多い1型糖尿病は、自己免疫異常によってインスリンをつくるβ細胞が破壊されたタイプで、インスリンの絶対的欠乏であり、一方、肥満した成人に多い2型糖尿病は、インスリン分泌が不十分な上に、メタボリックシンドロームを基盤にインスリンが正常に働かない（インスリン抵抗性を有する）タイプで、こちらはインスリンの相対的欠乏によるもので、いずれにしてもインスリンの働きが足りないことから糖尿病が起きるという考え方です。

これは今日まで、誰もが信じて疑わなかった糖尿病の不可侵の教理（〝Textbook dogma〟）だったのです。

しかし〝異端者〟はいつの時代にもいるものです。

１９７５年、テキサス大学のRoger H. Unger教授は、「糖尿病はインスリンの欠乏だけではなく、グルカゴンの過剰が合わさって発症する」という「２つのホルモン起因説（Bihormonal theory）」を提唱しました。

彼は１９５９年に、自らが確立したグルカゴンの微量測定法（ＲＩＡ法）を駆使して、健常者では血糖が上がるとグルカゴンが下がるのに対して、糖尿病患者では血糖が上がってもグルカゴンが下がらず、むしろ奇異性に分泌が高まることをいち早く見つけていたのです。

すなわちMüller, Ungerら（1970）は、14人の健常者と24人の糖尿病患者（１型と２型が半々）に、炭水化物からなる食事を与え、グルカゴンの反応を調べました。

その結果、健常者では予想通り血中グルカゴンは有意に低下（平均値１２６→90pg／mℓ）しましたが、糖尿病患者では食後血糖が３５０mg／dℓまで上がったにもかかわらず、グルカゴンの低下がみられず、むしろ増加傾向（平均値１２１→１４１pg／nℓ）を示したのです。

つまり当時の通念に反して、「糖尿病のα細胞は狂っており、糖質食によってグルカゴンは抑制されず、糖尿病の高血糖を助長している」と確信したからです。

しかしその後、グルカゴンの研究は大きいうねりとはならず、少数の研究者の対象でしかありませんでした。そのことは、発表された論文数の年次推移をみても、グルカゴン関連の論文が常にインスリンのそれの10分の1以下の低い水準であったことからも分かります（図1）。

その理由の一つは、糖尿病の特徴的な代謝異常すなわち肝臓でのブドウ糖産生の増加（グリコーゲンの分解やアミノ酸などからのブドウ糖の新生）およびケトン体産生の亢進（難しい言葉が並びましたが、後で説明されます）が、「インスリンの欠乏」でも、また「グルカゴンの過剰」でも同じように惹き起こされるためです（図2）。

さらにこの両ホルモンの分泌調節がきわめて緊密で不可分な関係にあるために、グルカゴンだけの独立した異常として立証することが出来なかったからです。

そのためインスリンだけにスポットライトが当たってきたのでした。

そのことは治療薬の開発の歴史をみても一目瞭然です。

インスリンの発見後は、飲み薬でインスリン分泌を刺激する薬（スルホニル尿素薬、グリニド薬）、インスリンの効きを良くするインスリン抵抗性改善薬（ビグアナイド薬、チアゾリジン薬）、

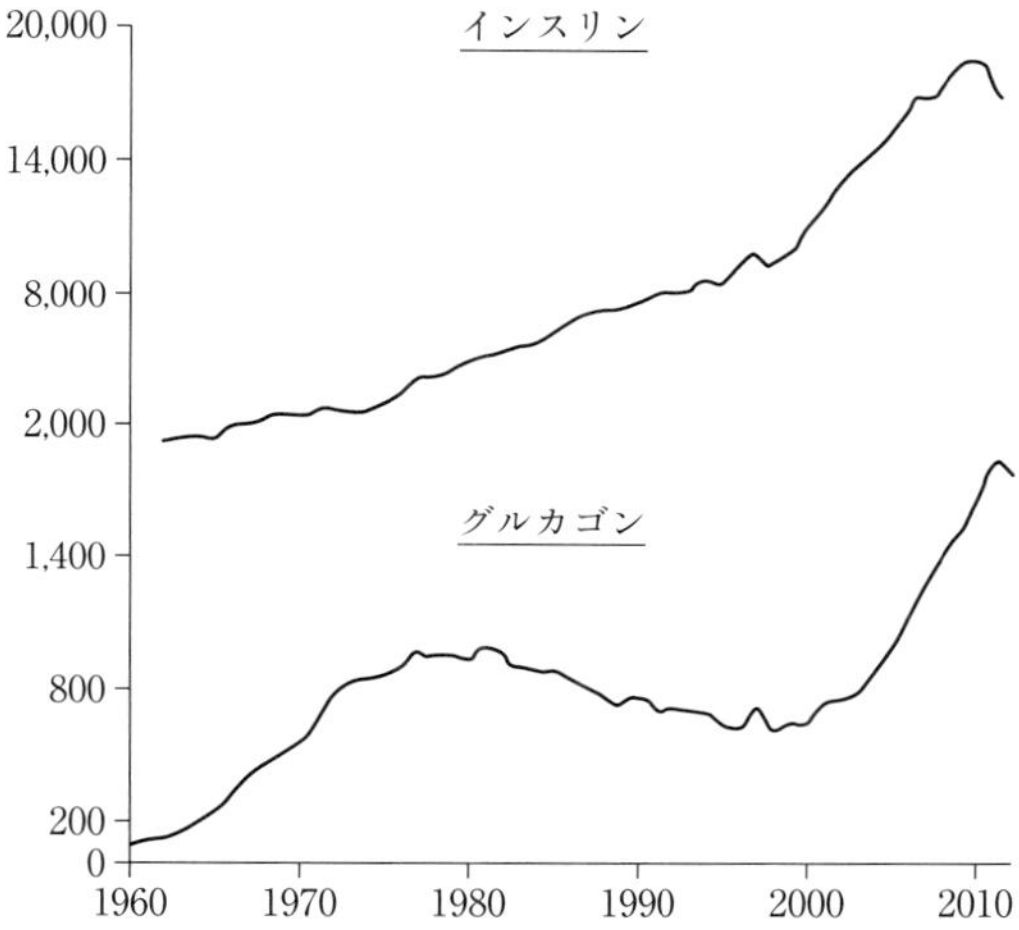

1960年から現在に至るまでのインスリン、グルカゴンに関する研究発表論文数の年次推移（北村忠弘ら、2017）

図１　インスリンとグルカゴンに関する研究論文の発表数の年次変化

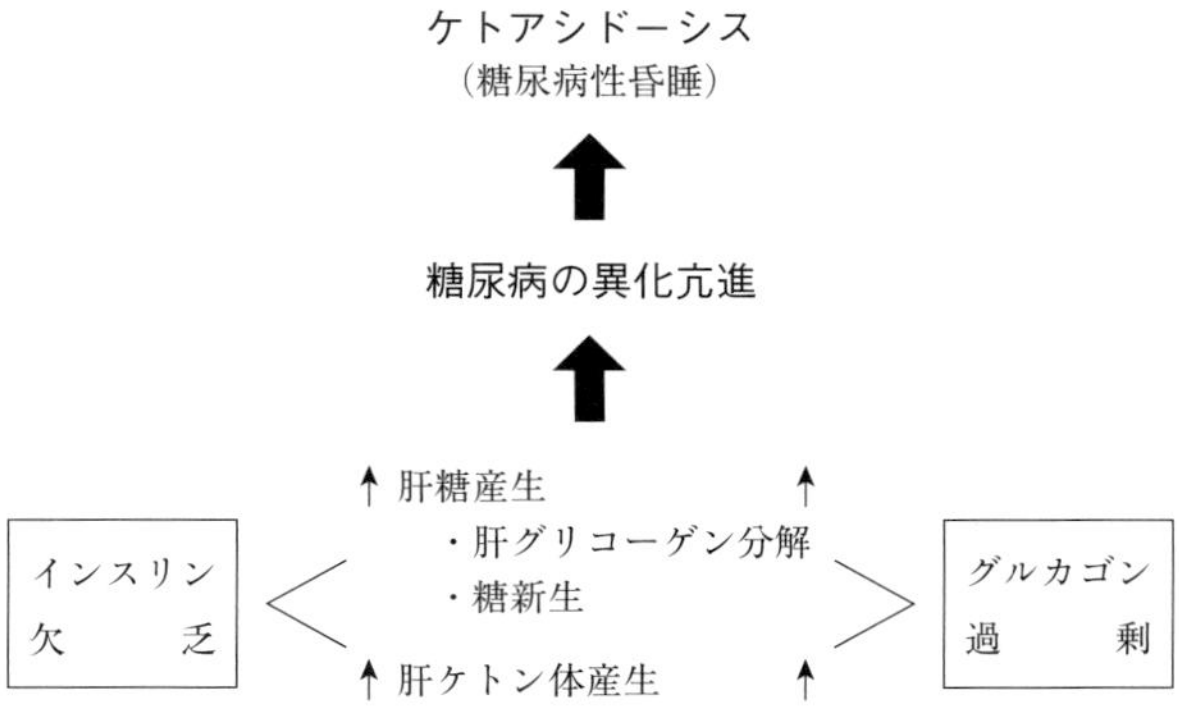

図２　「インスリン欠乏」と「グルカゴン過剰」の代謝効果が類似する

このため、すべての代謝異常が「インスリンの欠乏」だけで説明されてきましたが、「グルカゴンの過剰」が無ければ致死的な劇症の代謝破綻（著しい高血糖やケトアシドーシス）は起きないのです。

生理的なインスリン分泌の増幅薬（インクレチン関連薬）など、そしてインスリン製剤自体も純化、ヒト型、健常者の血中インスリン動態を模倣しうる超速効型から持効型のアナログまで進化してきました。

しかしどうでしょう。糖尿病の克服はまだまだ先が見えないのです。

そしてこのような中、２００９年にプログルカゴン遺伝子からつくられるグルカゴンファミリーのインクレチン関連薬が臨床に登場しました。

インクレチンとは食事によって消化管から分泌され、それが血糖依存性に（血糖が高い時のみに）インスリン分泌を増幅するホルモンの総称ですが、この中から画期的な2型糖尿病の治療薬が開発されたのです。

インクレチン薬の臨床効果は予想以上に大きく、今や、2型糖尿病治療の第一選択薬と言えるほどになりました。

そしてその後、この薬の血糖降下作用のかなりの部分が、インスリン分泌の増強に加えグルカゴン分泌の抑制に因っていることが明らかになったのです。

そのことは、インスリンをつくれない1型糖尿病患者さんに投与しても、血糖を下げる効果が観られることからも明らかです（インスリン分泌を増幅するだけの作用であれば、１型糖尿病には効かないはずです）。

ここにきて、糖尿病の高血糖にグルカゴンが大きい役割を果たしていることが再認識されたのです。多くの臨床医がグルカゴンの底力を無視できないと感じ、注目し始めたのです。

「グルカゴンルネッサンス」の到来でした。

長い研究生活の中で、「グルカゴンが糖尿病の発症に大きな役割を果たしている」というUnger教授の固い信念が揺らぐことはありませんでした。

そして遂にその時がやってきたのです。

それは２０１１年、世界の糖尿病学界を揺るがす激震でした。

まさにこれまで何人《なんぴと》も信じて疑うことのなかった糖尿病の概念が根底から覆ったのです。

それは遺伝子工学によって、体内にグルカゴン受容体（細胞の表面に顔を出し、グルカゴンをキャッチする受信機）をまったく持たないマウスの登場から始まりました。すなわちこの動物はグルカゴンの働きを細胞内に伝えることができないため、グルカゴンがゼロ（０）の状態と同じです。

例えば、外からグルカゴンを注射しても正常動物で観られる血糖の上昇はまったく起きません。グルカゴンは肝臓に働いてブドウ糖を引き出しますが、肝細胞にグルカゴンを認識する受容体が無いため、グルカゴンの働き（シグナル）が伝わらないからです。グルカゴンのシグナルが伝わると肝細胞内に増加するｃＡＭＰ（セカンドメッセンジャー）の変化も、この動物では観察されません。

一方、このマウスの膵臓ではグルカゴンはつくられており、肝臓にそれを受け止める受容体が無いため、血中のグルカゴンは正常動物より2～3倍高いにもかかわらず、血糖はやや低めでした。

遂にUnger教授は、グルカゴンの働きがゼロ（0）の動物を手中にしたのです。まさに神からの贈り物と思えたことでしょう。

彼らはさっそくこの動物を糖尿病にしようとしました。すなわち実験的に糖尿病をつくる常套手段であるストレプトゾトシン（ＳＴＺ：ブドウ糖の類似体で、β細胞内に取り込まれ、β細胞を選択的に破壊する細胞毒）を使い、β細胞を消滅させて1型糖尿病のモデルを試作したのです。

果たして、ＳＴＺを与えられた動物の血中からはインスリンが消失し、測定できなくなりました。確かにβ細胞が破壊された証拠です。

ところが体内のインスリンがほぼゼロ（0）になったこのマウスの血糖が上がらないのです‼

すなわち糖尿病が起きなかったのです‼

この動物は見かけ上はふつうの動物と変わらず、元気に動き回り、インスリンを注射せずに3か月近く生き残りました。

まさにこれまでの糖尿病学では説明できない奇跡が起きたのです。

さらに不思議なことに、この動物に外からブドウ糖を与えても、血糖の異常な上昇は観られませんでした‼

糖の処理に絶対的な役割を持つインスリンが存在しないにもかかわらず、この動物の耐糖能は正常動物と同じだったのです‼

これらの結果は、「インスリンが無くても、グルカゴンが働かなければ糖尿病にならない」ことを示す前代未聞の発見でした。

そして、この事実をさらに強固なものにするために、Unger 教授らは次のような実験を行いました。

ヒトのグルカゴン受容体をつくる遺伝子を組み込んだアデノウイルス（かぜウイルスの一種）

をこの動物に感染させ、グルカゴン受容体遺伝子を体内に導入して、受容体の再生を目論《もくろ》んだのです。すなわちβ細胞を破壊したこの動物に、グルカゴンの働きを復元させようとしたのです。するとその結果、アデノウイルスによって持ち込まれたグルカゴン受容体遺伝子がこの動物の肝細胞で働き、グルカゴン受容体がつくられ始めたことを示すメッセンジャーRNAの増加が観察され、それに引き続き何と血糖が糖尿病のレベルまで上がってきたではありませんか‼

すなわちグルカゴン受容体が無く、グルカゴンの働き（シグナル）が伝わらないこの動物では、β細胞を破壊しても糖尿病は起きませんでしたが、今度はこの動物にグルカゴン受容体遺伝子を投入して肝細胞に新たにグルカゴン受容体を再生させると、グルカゴンが働き始め、ブドウ糖が肝臓から引き出されて高血糖となり、糖尿病が起きたのです。

この一連の実験から導かれる結論は、インスリン発見以来、誰一人として疑わなかった「インスリンの働きが不足した場合にのみ糖尿病が起きる」という考え方は真実ではなく、「インスリンが無くても、グルカゴンが働かなければ糖尿病にならない―グルカゴンが働いて初めて糖尿病が起きる」ということになるのです。

したがって、1型糖尿病はインスリン治療だけで制覇《せいは》できる病気ではなかったのです。ブドウ糖を増産するグルカゴンを抑制しなければ到底克服できない病気だったのです。

このUnger教授らの実験は、本書のハイライトであり、第8章5.「突破口となったグルカゴン受容体欠損マウス」の項で、データを示しながら再度詳しく述べることにします。

まさに糖尿病の成り立ちの理解が従来と180度変ったのです。「Long in the shade, glucagon re-occupies centre court（長い日陰の中からグルカゴンが再びセンターコートに戻ってきた）」（Henquin, 2011）などの論文が、当時の学界の反響を映し出しています。

この業績に対して、スエーデンのカロリンスカ研究所は2014年のRolf Luft国際賞をUnger教授に授与し、内分泌・糖尿病学の巨人として栄誉を讃えました。

この発見は、今後の糖尿病治療を大きく変えてくれることでしょう。既にグルカゴンの反乱を鎮圧するために、いくつかの抑制薬の開発が進められ、製薬メーカー主導の臨床治験が動き始めています。

かつてUnger教授の下に留学したことのある筆者にとって、この恩師のライフワークの成就は喜びひとしおです。

現在、Unger教授は既に94～5歳の高齢に達しているはずです。

真理の探求に対する飽くなき情熱は昔と変わらず、いまだに自分の研究所を持って、若いフェローを指導し、研究を続けておられます。

私には恩師が、「それでも地球は回る」と自説を曲げずに信念を貫いた年老いたガリレオ・ガリレイの姿に重なるのです。

第3章　ホルモンとしてのグルカゴン

1．インスリンの発見まで

インスリンが発見されるまでは、糖尿病（現在の1型糖尿病）はほとんど確実に死をもたらす怖い病気でした。尿にたくさん糖が出ることから、治療としては食事の糖質を極端に制限することぐらいの時代が長く続きましたが、そうしても精々寿命が数年延びるくらいでした。

1869年、ドイツの医学生Langerhansが、膵臓の組織標本を顕微鏡で調べている時に、膵液を出す外分泌組織の中に〝まるで海に浮かぶ小島のように〟導管を持たない細胞の小集団が点在しているのを発見しました。後にこの中にインスリンをつくるβ細胞が存在することが明らかになり、彼の名前を付けてランゲルハンス島（または膵島）と呼ばれるようになりましたが、当時はまだこの微小構造がどんな働きをしているかまったく不明でした。

1889年、ドイツのMinkowskiとvon Meringは、犬の膵臓を摘出すると、糖尿病が起きることを初めて証明しました。糖尿病と膵臓が初めて繋がったのです。

しかし膵管（膵液を十二指腸へ流し出す管）を縛っただけでは、犬は軽度の消化不良を起こすのみで、糖尿病にはなりませんでした。

この結果から彼らは、膵臓は2つの働き、1つは消化酵素をつくってそれを腸管に出し、もう1つは糖代謝を調節する物質（ホルモン）を産生し、それを血液中に分泌していると結論したのです。

その後、この未知の内分泌物質（ホルモン）を取り出そうと多くの研究者が取り組んできましたが、悉《ことごと》く失敗に終わりました。

その理由として、未知のホルモンを抽出する際、それが膵液の消化酵素によって分解されるためではないかと考える人がいました。

カナダのオンタリオ州で開業したばかりの新進の外科医Bantingで、彼は犬の膵管を結紮《けっさつ》し、膵液の流れを止めて外分泌組織を壊死《えし》させれば、消化酵素による分解から免れ、抗糖尿病作用をもつホルモンを無事に取り出すことができるのではないかと考えたのです。

彼は母校のトロント大学のMacleod主任教授にそのアイデアを実行したいと申し出ました。最初、Macleodは彼の意見に賛同しませんでした。しかし彼の執拗《しつよう》なまでの熱意に押されて、夏休みの間だけ研究室の器具の使用許可と10匹の犬、そして実験助手として医学生のBestを雇う費用を出してくれました。

１９２1年の夏、さっそくBantingとBestは、犬の膵臓摘出手術を始めました。術後、犬の血糖は上がり、頻繁に放尿し、水をたくさん飲んで弱っていきました。ヒトに観る1型糖尿病の症状が起きたのです。

別の犬には、膵管を縛り、膵液が腸管に出ないようにしました。

そしてしばらくこの状態に置いた後、膵臓を取り出してみると、そこには小さく萎縮して、変色した膵臓が現れました。その膵臓を小片に刻み、塩類の液に浸して凍らせ、半分凍ったところでそれをすり潰し、濾過しました。さっそくその濾過液を、先に膵臓を摘出した糖尿病犬に注射すると、血糖が見事に下がったのです。インスリン発見の瞬間でした。

そして1日に数回、この抽出液（彼らは〝アイレチン〟と名付けました）を注射することで、糖尿病犬は多飲多尿、体重減少、衰弱の症状が消失し、元気になりました。

夏休みが明けて、Macleod教授が大学に戻ってくると、2人は膵臓を摘出した糖尿病犬が元気に生き続けていることを報告しました。しかし教授は本当に膵抽出物が効いているかどうかを確認する必要があるとしたのです。

多くの実験をやるためには、もっと多くの膵抽出物が必要となり、BantingとBestは犬ではなく、食用の牛、豚の膵臓に供給源を変えました。これによっても同じ結果が得られたので、Macleodも確信し、これを〝インスリン〟と呼び、国内外の学会で発表しました。

１９２１年の終わりには、生化学者のCollipが加わり、ヒトに注射できるように精製・純化が始まりました。その過程で、インスリンを取り出す前に当初行われていた膵管の結紮は必ずしも必要でないことが分かり、直接、屠殺場から届いた新鮮な家畜の膵臓が利用でき、過程が短縮されました。

BantingとBestは、まだ純化にほど遠いインスリンを患者さんに投与する前に、先ず自分たちが試してみたのです。彼らは低血糖による軽いだるさやふらつきを感じましたが、それ以上の問題は起きませんでした。

１９２２年の１月、14歳の１型糖尿病の男児Leonard Thompson君が、インスリンで治療を受けた最初の患者さんになりました。

近づく死をじっと待っていた激痩せの少年は、Banting、Bestらのインスリン注射でみごとに元気を取り戻し、回復したのです。

この話が広まり、多くの糖尿病患者さんがトロント大学に押しかけ、同じ恩恵を受けることができたのです。

それからわずか1年後の1923年、異例の速さでノーベル委員会はBantingとMacleodに医学生理学賞を与えることを決定しました。

余談になりますが、その後の経緯は思わぬ展開になりました。

この決定にBantingは激怒しました。彼はノーベル賞に値するのは自分とBestであり、Macleodではないと主張し、授賞式には同席せずに、自分に与えられた賞金の半分をBestに分けました。これを受けてMacleodは自分の賞金をCollipと2分したのです。

Macleodの受賞については、論争が起きました。確かに彼は当初から、研究のアイデアやデザインや実験の実際において何ら指導的役割を果たしていません。しかし主任教授のMacleodはプロジェクトを許可し、BantingとBestが実験できるようにサポートし、いち早く学界に成果を報告して、彼らの発見を認めさせた功績も大きかったと言わねばなりません。

BantingとMacleodらのチームは、インスリン抽出の特許を取得しました。しかし彼らはこれに関するすべての権利をトロント大学に寄贈しました。そしてリリー社がインスリンの大量生産を始め、1923年には北米全域に行き渡るインスリンがつくられるようになったのです。

2. 第2の膵島ホルモン〝グルカゴン〟の誕生

インスリンの発見に至る経緯をみてきましたが、実はグルカゴンの発見の糸口は、インスリンの誕生と軌を一にしていました。

1921年、BantingとBestが膵臓を摘出した糖尿病犬に、膵臓の粗抽出液を注射すると、血糖が持続的に低下する前に、いつも小さな血糖の山が現れ、その後下降に転じたのです。彼らは血糖が下がることのみに注目し、軽度ではあるものの再現性をもって血糖が一旦上がる事実については、注射によってエピネフリン（アドレナリン）が出たためであろうとして、それ以上の注意を払いませんでした。このことはBestの手紙に残っています。

その2年後（1923年）、ロチェスター大学（ニューヨーク）のMurlinとKimballは膵組織からアセトンで沈殿し、95%アルコールで抽出した分画をつくり、膵臓を摘出した糖尿病犬に注射しました。

すると血糖が速やかに上り、これまで以上に明確な山をつくったのです（勿論、抽出物の入っていない溶液だけの注射では血糖は上がりません）。これによって膵臓には血糖を上げる第2のホルモンの存在が確実になったのです。2人はこれを〝グルカゴン〟と命名しました。

特筆されるのは、初期のグルカゴンの研究に重要な役割を果たしたのは、何と無名の医学生達だったことです。

すなわちPaul Langerhans（膵島の発見）に始まり、Michael Lane（膵島を構成する2種類の細胞：β細胞とα細胞を区別）、Charles Best（膵の抽出物を注射すると、血糖が持続的に下がる前に必ず上がる事実を記載）、Charles Kimball（α細胞からグルカゴンを抽出）は、みんな純粋で先入観に汚染されていない若き医学生達だったのです。

1948年、リリー社のSutherlandとde Duveは、グルカゴンがｃＡＭＰ（環状アデノシン－1リン酸）をセカンドメッセンジャー（グルカゴンの働きを伝える細胞内伝達物質）とするホルモンであることを証明し、ノーベル医学生理学賞に輝きました(註)。

これでグルカゴンがホルモンであることが立証されたのです。

1950年代になって、リリー社のグループはグルカゴンの結晶化（純粋なかたちで取り出すこと）に成功しています。

さらにグルカゴンは膵臓のみならず、胃底部の粘膜やごく少量は十二指腸や回腸などにも広く存在することが分りました。

またアロキサン（ＳＴＺと同じβ細胞毒）を投与した実験糖尿病動物では、膵ランゲルハンス島のβ細胞は破壊され消失するけれどもα細胞は生き残り、グルカゴンの分泌が観られることから、α細胞がグルカゴンの分泌細胞であることが示唆されていました。

（註）ホルモン受容体　ホルモンが特定の細胞に働くために、標的となる細胞の側にそのホルモンを認識する受信機（受容体と呼びます）が備わっています。

グルカゴンの分子構造自体には動物間で違いはありませんが、受容体には種差が存在するため、ヒトの病態を研究するためには、ヒト型の受容体を発現させた細胞系や動物で実験する必要があります。

インスリンやグルカゴンのようなペプチド（小タンパク）ホルモンは、ステロイドや甲状腺ホルモンなどの非ペプチドホルモンと違って細胞内に入って行けませんので、細胞膜表面に顔を出した受容体に結合し、細胞内のシグナル伝達系を活性化してその働きを伝えるのです。

例えばインスリンが骨格筋や脂肪細胞の膜受容体に結合すると、受容体が活性型に変化し、細胞内の特定の基質が次々にチロシンリン酸化の連鎖反応を起こして、最終的にグルコース輸送体（ＧＬＵＴ４）が細胞膜表面に移動し、糖の取り込みが高まります。

グルカゴンが膜受容体に結合すると、アデニールサイクラーゼ系（サイクリックＡＭＰ→ＰＫＡ）およびホスホリパーゼC系（イノシトール－3リン酸→Caイオン）の活性化を介して肝糖産生の増加が現れます。

標的細胞内に入って行けないペプチドホルモンが、細胞内のセカンドメッセンジャーを動かして情報を伝えることを最初に発見したのが、Sutherland. de Duveらのグルカゴン→サイクリックＡＭＰ系だったのです。

そしてその後、免疫組織染色法によって、α細胞がグルカゴンを分泌する母細胞であることが明確になったのです。

次いでFoaら（1957）のエレガントな交叉循環実験が報告されました。彼らはA、B2匹の麻酔犬を使い、A犬の膵静脈をB犬の大腿静脈に繋ぎ、B犬の大腿動脈をA犬の大腿静脈に連結して、2匹の犬の血液を循環させました。そしてA犬にインスリンを注射して低血糖を起こすと、B犬の血糖が上がることを示したのです。

これは低血糖に反応してA犬の膵臓から血糖を上げる物質（グルカゴン）が出て、これがB犬の肝臓に働いて血糖を上げることを見事に証明したのです。

1959年、テキサス大学のUnger教授らは血中の微量グルカゴン、とくに膵グルカゴン（分子量約3500）を測定するRIA法（放射免疫測定法）を開発し、ホルモンとしてのグルカゴンの生理的および糖尿病における病的動態を解明していきました。これによってグルカゴンの素顔がしだいに明らかになっていったのです。

付記：グルカゴンの測定にはいろいろと困難が付きまといました。何と言っても血中濃度が低いこと（インスリンとは単位が違う、１０００分の１）と血中には腸管由来の類似の分子種（グルカゴンファミリー）が存在するため、活性をもった膵グルカゴンのみに反応する特異抗体をつくることが非常に難しかったのです（厳格に言えば、現在でもなお感度、特異性に問題を残しており、完全無欠な測定法は存在しません）。しかしグルカゴンの生理学的研究には一度に多検体が処理できるＲＩＡ法に頼るほかはありませんでした。

ここに興味深いエピソードが残っています。

ＲＩＡ法による微量ホルモンの測定原理はインスリンが最初で、これによってBerson, Yalowが後にノーベル賞を受賞することになるのですが、Unger教授はそれに習ってグルカゴンのＲＩＡ法を確立しようと奮闘しました。しかし、放射性ヨードI[131]によるグルカゴンの標識（グルカゴンの分子構造を変化させずにI[131]を組み入れる）がうまく行かないため、そのテクニックをBersonに教えてもらえないかと電話をします。それに対してBersonは、自分達もグルカゴンのＲＩＡを試みたが失敗に終わったと言い、インスリンよりはるかに難しく、成功するかどうかは分からないと直ぐにはＯＫしませんでした。しかしBersonは「われわれは既にインスリンのＲＩＡ法の論文を投稿中である」と前置きして、承諾したそうです。Unger教授は自らニューヨーク・ブロンクスの研究室を訪ねて、そのやり方を習得し、ダラスに持ち帰りました。しかしその後も、今度はグルカゴン抗体の作製が至難の業で、２５９匹のウサギを使ってやっと2匹（その中の1匹がかの有名な30Ｋ）にグルカゴン抗体ができたのです。まさに偶然と言う外はありません。その成績をProc Soc Exp Biol Med（1959）に発表しました（これがUnger教授の最初の本格的な科学論文であったそうです）。

ところが皮肉なことにBersonらのインスリンＲＩＡ法の論文は、編集者にデータを疑われ、なかなか出してもらえず、Unger教授らに1年遅れてＪＣＩ（1960）に出たのです。

したがって文献上からはＲＩＡ法のプライオリティー（優先権）はUnger教授に帰されますが、Unger教授はこれについては遡って１９５８年のBersonらの総説（Advances in Biological and Medical Physics）を引用して、「ＲＩＡは私より先にBerson, Yalowが理論を確立した」旨をはっきり記述し、彼らをノーベル賞候補に推薦したのです。１９７２年にBersonが逝去し、結局１９７７年のノーベル医学生理学賞はYalowが１人で貰うことになったのでした。

ここからはグルカゴンの基礎的な事項（ホルモンの産生・作用・分泌調節）の話になりますので、関心の薄い方は飛ばして先の第４章「糖尿病とグルカゴン」に進んで頂き、必要に応じてここへ戻って頂ければ結構です。

3. グルカゴンの産生

グルカゴンは29個のアミノ酸から成る分子量３４８５のペプチド（小分子のタンパク）ホルモンです。その一次構造（アミノ酸配列）はヒトを含め脊椎動物ではほぼ完全に共通しています。

１９８３年、グルカゴンの前駆体であるプログルカゴンの遺伝子が同定されました。プログルカゴンは１５８個のアミノ酸からなる大分子で、その構造の中に活性をもったグルカゴンやグルカゴン様ペプチド（ＧＬＰ－１、ＧＬＰ－２）およびグリセンチン、オキシントモデュリンなど

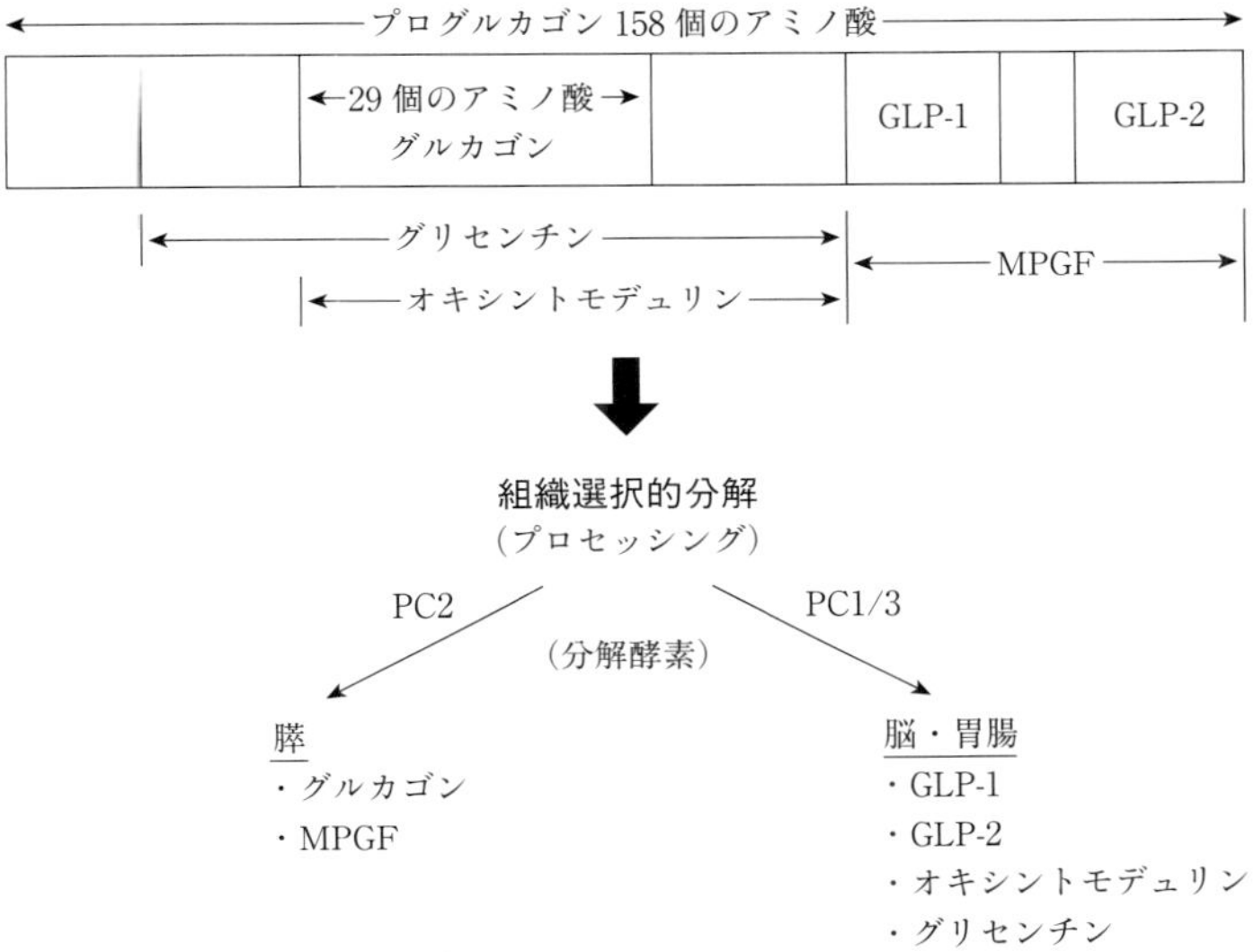

図３　プログルカゴンの構造

大分子のプログルカゴンから、酵素により細胞特異的にグルカゴンをはじめいくつかの兄弟分子が切り出されます。

の兄弟分子が含まれているのです（図3）。

インスリンや成長ホルモンなどのように注射で投与しなければならないペプチドホルモンは、すべて体内で大型の前駆体としてつくられ、その後酵素によって小型の活性部分に切り出されてホルモンがつくられています（この過程をプロセッシングと呼びます）。

プログルカゴンのプロセッシングに働く酵素（ＰＣ）には3種類があり、膵臓のα細胞ではＰＣ2が働いて最終的にグルカゴンができ、腸管のL細胞ではＰＣ1と3が働いてＧＬＰ－1と

ＧＬＰ－２がつくられます。

胃にもグルカゴンを産生・分泌する内分泌細胞が存在しますが、この細胞にもＰＣ２が発現しており、膵島のα細胞と同じ活性をもったグルカゴンがつくられているのです。

これらのグルカゴンファミリーの中で、とりわけＧＬＰ－１は下部腸管のＬ細胞でつくられ、食事刺激で血中に分泌され、血糖の高さに応じてインスリン分泌を増幅し、一方、グルカゴン分泌を抑制します。また胃排出を遅らせることで食後の急峻な血糖上昇を防ぎます。さらに中枢神経系を介して食欲を抑え、満腹感を高めて抗肥満的に働き、さらにβ細胞の増生を促して、自然死（アポトーシス）を抑えるなど、数々の抗糖尿病作用を持つことが明らかになっています。

そしてこれらの有益な作用をもったＧＬＰ－１は、その後２型糖尿病の治療薬（インクレチン関連薬）として臨床に登場し、〝グルカゴンルネッサンス〟（第７章）の牽引役になったのです。

4. グルカゴンの働き

グルカゴンは血糖を上げる第一のホルモンです。絶食や運動でブドウ糖が不足した時に、グルカゴンが出てきて、仕事場である肝臓に働いて迅速にブドウ糖を引き出し、血糖の回復を図ることが最大の働きです。

その肝臓においてインスリンとグルカゴンは拮抗《きっこう》しながら協調的に働いているのです。すなわちインスリンは肝細胞にブドウ糖を取り込ませ、細胞内でグルコース－６－リン酸（G６P）となり、一部はピルビン酸を経て（解糖系）、ミトコンドリア内に入りエネルギー（ATP）に変わります（酸化的リン酸化）。残余のG６Pはグリコーゲン（ブドウ糖の重合体）として貯えられます。

一方、グルカゴンはブドウ糖が肝細胞内へ入るのを阻止し、ATPに変わるのを抑え、グリコーゲンの分解を高めて、肝臓からブドウ糖を引き出すのです。このように両者は全く逆方向に働いています。

筋肉ではインスリンの働きが絶大で、食後の血糖の70％までが取り込まれますが、グルカゴンは筋肉細胞に受容体がありませんので、まったく働きません。

一方、脂質や蛋白代謝においても、インスリンの働きが圧倒的に大きく、グルカゴンの関与はわずかです。

インスリンの欠乏が高度になると、筋肉や脂肪の分解が高まり体重が落ちていきます（タンパクや脂肪の合成にはインスリンが必須で、インスリンが欠乏するとこれらが分解に転じるのです）。

その結果、筋肉細胞から乳酸、アミノ酸が、脂肪細胞からはグリセロールなどが血中に出てきて肝臓に動員され、そこでこれらの材料からブドウ糖が新たにつくられます。これを糖新生と呼びます。

このように肝臓はグリコーゲンが底をつくと、炭水化物以外の材料を利用してブドウ糖をつくり、血糖が下がり過ぎないようにエネルギーを繋いでいるのです。この糖新生の機能が肝臓に備わっていることで、人間は断食や飢餓を乗り越えることができるのです。

そしてこの生命維持に必須の肝臓の働きをコントロールする主役は、外でもないグルカゴンなのです。

ある種のアミノ酸はインスリンとグルカゴンの両方を分泌させますが、食事で蛋白だけを摂った場合、インスリンによって低血糖が起きないようにグルカゴンがバランスを取っているのでしょう。

その他、グルカゴンには多様な働きが知られています。特に注目されるのは、脳がグルカゴンの感受性臓器であり（脳にはグルカゴンの受容体が広範囲に分布しています）、食欲、摂食量、エネルギー消費に関係していることです。また肝細胞の寿命を延ばし、心筋の収縮力を高め、胎児や膵（β、α細胞）に好ましい作用が示唆されています。

ここでは、糖代謝についてみることにしましょう。

(1)血糖調節のあらまし

血糖値（血管内のブドウ糖の量で、血球を除いた血漿１００mℓ中のmgで表します）は、血管内に入ってくるブドウ糖の量と毛細血管から出て行く（組織に取り込まれる）量との動的バランスによって時々刻々変化します。そのことは空腹時の血糖値を連続的に測ってみると、決して一定ではなく10~20mg／１００mℓ（＝dℓ）の差を持って波打っていることからも分かります。

これはインスリンとグルカゴンの律動的な分泌による血糖調節の証《あか》しです。

インスリンはブドウ糖の大手のユーザーである骨格筋、肝臓、脂肪（これらがインスリン標的臓器）に働いてブドウ糖の取り込みを加速させ、したがって血糖を速やかに下げます。一方、グルカゴンは肝臓に働いてブドウ糖の放出を促進し、したがって血糖を速やかに上げます。グルカゴンの主な標的臓器は肝臓です。

すなわちこの2つのホルモンが協調して働くことによって、血糖が上がり過ぎたり、下がり過ぎたりすることなく生理的範囲内に維持されるのです。

例えば食後には75ｇ以上のブドウ糖が血中に入ってきますが、インスリンの分泌が高まり、およそ3分の2が骨格筋と肝臓と脂肪組織に取り込まれ、残りは脳や赤血球やその他の組織で利用されます。その結果、健常者では食後の血糖は極めて軽度な増加に止まります。

これほど大量のブドウ糖が血中に入ってくるにもかかわらず、血糖の変動がきわめて狭い範囲内（食後2時間で１４０㎎／dℓ未満）に調節されている例は他にありません。これを耐糖能（いかに血糖を上げずに耐えられるかを表す専門語）と呼び、インスリンの絶大な働きによるものとされてきました。

一方、空腹時の血糖調節はどうなっているのでしょうか。

空腹時（fasting）とは、前の食事から少なくとも8時間以上絶食にした状態を指します（単に〝お腹が空いた時間帯〟ではありません）。したがって、一日の中では通常朝食前がこれに当たります。

体の細胞は一時も活動を止めることはできません。24時間エネルギーを消費しているのです。したがって8時間も経つと、前夜に蓄えた肝臓のグリコーゲンは大部分がブドウ糖に分解され、朝起床時にはそろそろ底をついてきます。

そのような空腹時の状況で、ブドウ糖を最も多く消費しているのは脳です。脳以外の体細胞はその代謝エネルギーの50～60％を遊離脂肪酸で賄っていますが、脳は遊離脂肪酸を使うことができないのです。

脂肪組織に蓄えられている中性脂肪は、脂肪酸とグリセロールがエステル結合したものですが、その分解によって血中に出てくる長鎖の脂肪酸（非エステル化脂肪酸を遊離脂肪酸と呼びます）が〝血液・脳関門〟を通過できないからです。

〝血液・脳関門〟とは、有害な物質から脳を守るために脳の血管に特別に備わった機能的なバリアーです（その意味で脳はまさに聖域に隔離されていると言えます）。

そのため食事の間隔が長くなると、血糖が下がるために一番先に悲鳴を上げるのは、ブドウ糖しか使えない脳です。これに応えるために、インスリン分泌が低下し、グルカゴンが出ることで肝臓のグリコーゲンを分解し、さらに空腹が長くなると糖新生を促進して血糖を上げます。そしてさらに脂肪分解を高めて遊離脂肪酸の代謝を促進し、〝血液・脳関門〟を通過できる小分子のケトン体にして、ブドウ糖の代替エネルギー源として脳へ送り込むのです。

脳以外の組織、とくに心臓や安静時の骨格筋は遊離脂肪酸を優先的に使っていますが、これはブドウ糖を節約して、脳に回しているのです。

脳は1時間に約5～6gのブドウ糖を使うとされています。これは安静時に全身で使われる糖の60～70%に相当し、1・5kgに満たない脳がいかに多くの糖を消費しているかが分かります。

健常者では空腹時の血中にはブドウ糖は高々3g前後しかありませんので、これのみでは1時間ももちません。そこでこの脳の需要に応えるために、肝臓が1時間に10g前後のブドウ糖をつくって血中に放出し、6gが脳で、4gが他の臓器で消費されています。

このように脳のエネルギーが切れないように、絶えず脳にブドウ糖を供給し続けることが肝臓の最大の仕事です。そしてこの重大な役割を調節しているのがグルカゴンなのです。

⑵グルカゴンによる肝糖産生

正常ではグルカゴンを静注すると、急速に肝臓から糖が出てきて血糖が上がります（8分で最大効果の50%が発現）。しかし血糖の増加にインスリンが直ちに反応し、肝臓に対するグルカゴンの作用を打ち消すため、グルカゴンの単独の効果を観ることはできません。

これを解決するために考案されたのが「膵クランプ法」で、これによってグルカゴンの実力が白日の下に明らかになっていったのです。

これは奇しくもインスリン、グルカゴンに次ぐ第3の膵島ホルモンであるソマトスタチンが、インスリンとグルカゴンの両方を抑制する作用をもつことから可能になりました。

このソマトスタチンを注入して、両ホルモンの分泌を抑えた（クランプした）上で、改めて研究目的に応じた比率で外からホルモンを門脈（肝臓へ流れる血管）内に注入して、その効果を観察するものです。

すなわち膵臓の内分泌を人為的にコントロールする方法です。

この「膵クランプ法」を駆使して、Cherrington 一派はこれまで過小評価されていたグルカゴンの真の姿を、定量的にまざまざと炙《あぶ》り出していったのです。

今、犬の膵クランプ法でソマトスタチンを流してインスリンとグルカゴンの分泌を抑え、外から基礎レベルのグルカゴンだけを門脈内に補充すると、肝臓からの糖放出は2倍に増加しました。すなわちインスリンの基礎分泌が無いだけで、肝臓からは2倍の糖が出てくるのです。

この事実は大変重要で、インスリン分泌が減少し、グルカゴンが増加する糖尿病では、肝糖産生が確実に増えているのです。

ところが、グルカゴンを持続的に注入すると、肝糖産生効果がしだいに減衰していくことがわかり、グルカゴンの血糖上昇作用は一過性であり、糖尿病の高血糖に大きい役割を果していないと主張されたことがありました。

Cherringtonら（1999）は、正常犬の門脈内にソマトスタチンを注入して内因性ホルモンを固定し、基礎レベルのインスリンを補充した上で、グルカゴンは基礎レベルの4倍を持続注入しました。

その結果、肝糖産生は15分以内に3・3倍に急増し、その後確かにその効果は3時間まで減衰して行きましたが、それでも対照（グルカゴン未注入）と比べ有意に高く、グルカゴンの最大効果の40%が維持されていました（図4）。

これらの結果は、肝臓が慢性の高グルカゴン血症に曝《さら》されるとまったく反応性を失うのではなく、減弱はするもののなお効果が持続していることを示すもので、糖尿病の高血糖におけるグルカゴンの役割を否定することはできないのです。

本実験では、肝糖産生に抑制的に働くインスリンはクランプ（固定）されており、一方、グルカゴンによる血糖増加は、対照動物にブドウ糖を注入して同等の血糖パターンを再現することで調整されている（図上段の○―○）ことから、これらがグルカゴンの肝糖産生の減衰因子として働いてはいないことを示しています（図4）。

現在、このグルカゴン効果の減衰メカニズムについては十分に明らかになっていませんが、グ

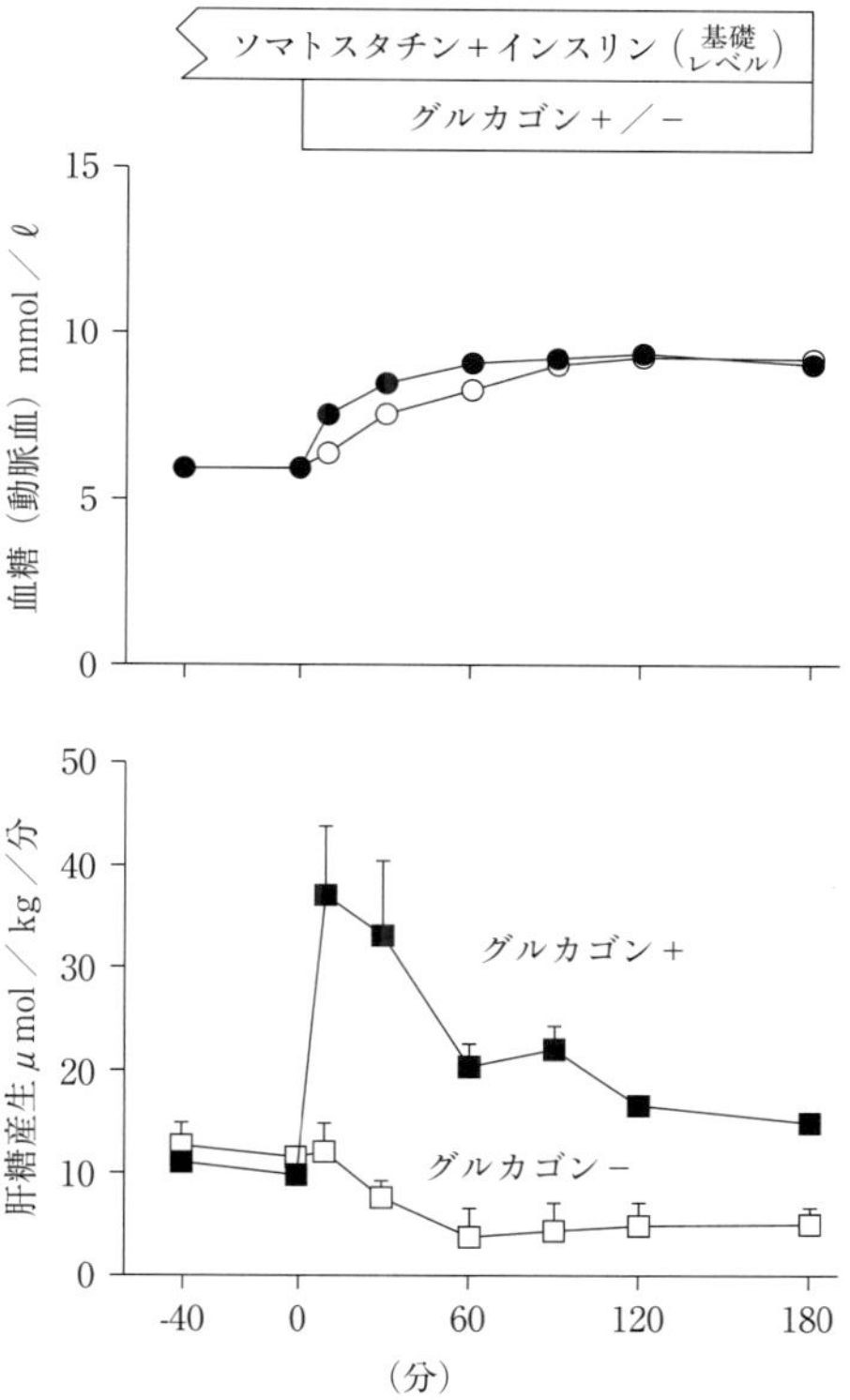

図４　グルカゴンの肝糖産生効果は減衰する

しかし 180 分後、なお最大効果の～40％が維持されていました。減衰は血糖の増加やインスリンに因るものではないことが分かります(本文参照)。犬の膵クランプ法。Cherrington ら，Diabetes（1999）

ルカゴンが中枢神経（視床下部や脳幹）に働き、肝糖産生が行き過ぎない様に抑制的シグナルが出るためという成績が報告されています。

空腹時の血糖維持にグルカゴンが如何に重要であるかを、Liljenquistら（1977）は健常者において検討しています。

健常者４人にソマトスタチンと基礎インスリンを持続注入すると、グルカゴンは基礎分泌の50%以下に抑制され、その結果、肝糖産生は75%減少し、血糖が下がりました。血糖を正常に維持するためには、外からブドウ糖の注入が必要になりました（図5）。この場合ブドウ糖の注入量が、グルカゴンが肝臓から引き出していた内因性のブドウ糖の量に相当するわけです。

グルカゴンによる肝糖産生の刺激効果は、グルカゴンの生理的な血中濃度（０～２００pg／mℓ）の範囲内で、直線的に約2～3倍増加します。それ以上のグルカゴンでは5倍以上にも達しました。

門脈血中のグルカゴンが１００上がるだけで、肝糖産生は約3倍に増加しました。

このようにグルカゴンの比較的軽度の増減が、肝糖産生に鋭敏に反映し、血糖値を大きく変化させることが分かります。

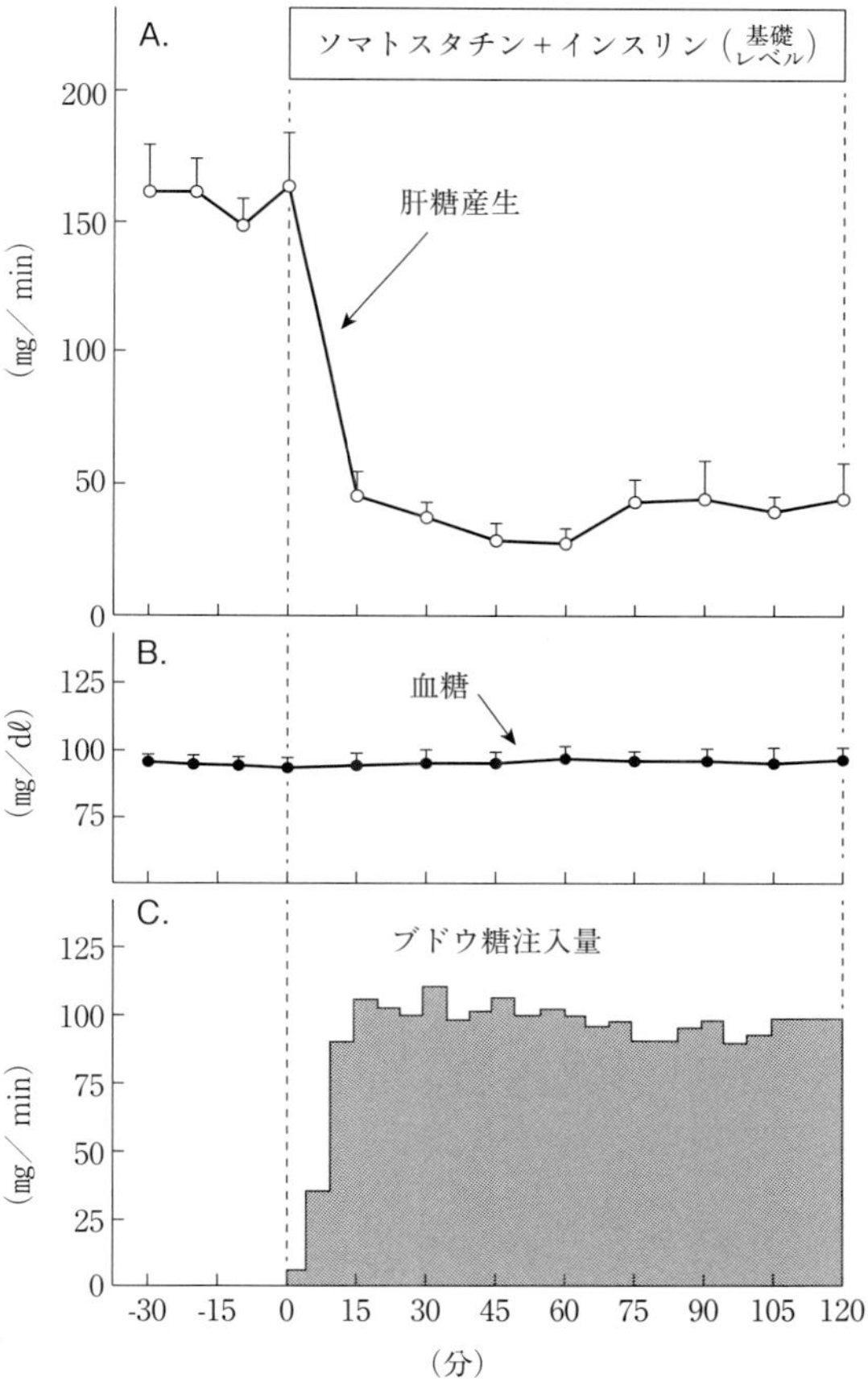

図５　健常者の膵クランプ法

健常者 4 人にソマトスタチンと基礎インスリンを注入して、グルカゴンだけの欠乏状態をつくると、肝糖産生が急速に落ち（A)、血糖レベルを正常に維持する（B）ためには、外からブドウ糖を注入しなければなりません（C)。外から入れた量と同じ量のブドウ糖をグルカゴンが肝臓から引き出していたことになります。Liljenquist ら、JCI（1977）

このことは、健常者ではインスリンの強大な統制下におかれて存在感の薄いグルカゴンですが、インスリンの力が弱まった糖尿病では、俄然グルカゴンの勢いが増して肝糖産生を高め、血糖を押し上げることを示唆しているのです。

食後血糖に対するグルカゴンの影響についてはHolsteら（1997）の成績があります。彼らは42時間絶食にした正常覚醒犬で、ソマトスタチンを流してインスリンとグルカゴンの血中濃度を固定した上で、食後の状態を再現するために門脈内にブドウ糖とインスリン（基礎分泌の4倍）を注入し、ここにグルカゴンを追加した場合としない場合で、肝臓の糖の出納に与える影響を調べました。

その結果、血中のグルカゴンが低い（平均28pg／mℓ）場合には肝臓は糖を取り込みますが、約2倍（平均62pg／mℓ）のグルカゴンが存在すると、糖の取り込みが半減しました。すなわち食後に十分なインスリンが存在しても、グルカゴンの軽度の増減で、肝臓の糖処理のバランスが大きく変動し、門脈血中のグルカゴンが高いほど、肝臓に入る糖の量が少なくなり、逆に肝臓から出て行く糖の量が多くなって、血糖値に跳ね返るのです。

それでは次に、肝糖産生の内訳を見てみましょう。体内のグリコーゲンは主として肝臓と筋肉に貯えられています。空腹になるとインスリンとグルカゴンの比がグルカゴン優位となり、肝臓のグリコーゲンはブドウ糖に分解されて血中に出てきます。

一方、筋肉にはグルカゴン受容体が存在しないことと、グリコーゲン分解の最終ステップに働いてブドウ糖を切り出す酵素（グルコース-6-フォスファターゼ）が無いために、血糖として出て来ることはありません。専ら筋肉の運動エネルギーとして使われています。

このように肝臓のグリコーゲンの分解はグルカゴンによる調節が大きく、空腹時血糖の高さは肝臓から出て来るブドウ糖の量によって決まると言っていいのです。

絶食時間が長くなると、肝臓のグリコーゲンが底を突き、今度は、筋肉から乳酸やアミノ酸（アラニン、グルタミンなど）、脂肪からはグリセロールが出てきて、これらを材料にして肝臓がブドウ糖につくり変えます（炭水化物以外の材料からブドウ糖をつくることを糖新生と呼びます）。

これらの糖新生材料は、インスリン欠乏下で大量に動員されますが、グルカゴンの過剰が伴わなければ肝臓はそれらをむやみにブドウ糖に変えることはできません。

肝糖新生の亢進はグルカゴンの過剰があって初めて異常に高まるのです。

(3)脂肪酸の酸化とケトン体産生

健常者でも絶食が長くなるとエネルギーを体脂肪の分解で捻出することになります。その結果、脂肪酸が肝臓へ動員され、ミトコンドリアで酸化されます。その過程で一部がケトン体に変わりますが、ケトン体はブドウ糖が乏しくなった状態で脳の代替エネルギー源として利用されることは、前にも述べました。これは生理的なケトン体の増加です。

ところが、インスリンの欠乏が高度になると、脂肪分解に歯止めが効かなくなり、多量の遊離脂肪酸が肝臓に押しかけ、不完全燃焼を起こすためにケトン体が過剰に産生されます。血液中に弱酸性のケトン体が蓄積すると血液が酸性に傾き、高度の場合（動脈血pH７・３以下）では昏睡や痙攣を伴うケトアシドーシスとなって、死に直面することになります。

肝臓での脂肪酸の酸化とケトン体の産生を加速するのはグルカゴンです。脂肪酸をミトコンドリア内に運び込む律速酵素（ＣＰＴ－１）はマロニールＣｏＡ（脂肪酸合成の中間産物）によって抑制されます。すなわち脂肪酸の合成に向かう過程が、脂肪酸の酸化を抑えるという合理的な調節が働いているのです。異化ホルモンであるグルカゴンは脂肪酸の合成を減らし、その結果、マロニールＣｏＡが減少するため、運び屋（ＣＰＴ－１）の活性が高まり、ミトコンドリアでの脂肪酸の酸化が進み、ケトン体の産生が高まるのです。

すなわち脂肪酸の酸化やケトン体の産生は、インスリンとグルカゴンの両者の調節を受け、絶食、運動、糖尿病などインスリンに対してグルカゴンが優位になるとケトン体の産生が高まり、逆にインスリンの比率が高くなる食後には、これが抑えられます。

ここにもインスリンとグルカゴンの拮抗的な調節機構が働いていたのです。

それでは実際に糖尿病性ケトアシドーシスの患者さんにおいて、グルカゴンがどれくらい病態を悪化させているか（グルカゴンを抑えればどれくらい血糖やケトン体が改善するか）を検討したロチェスター大学のGerichら（1975）の有名な成績を紹介しましょう（図６）。

１型糖尿病患者さん７人に、前日の夕方から14時間にわたって速効型インスリンを持続静注して血糖を安定化した後、インスリンの注入を中断し、ソマトスタチン（あるいは対照として生理食塩液）に切り替え、さらに18時間注入を続けました。

その結果、インスリンの中断により血中インスリンが急速に減少すると、生理食塩液に変えた場合は、血糖、ケトン体（β－ＯＨ酪酸）、遊離脂肪酸が上昇し始め、血糖は１２０前後から４時間後には２５０、８時間後には３００㎎／dℓ近くに上がり、ケトン体はそれぞれ３倍と４倍増

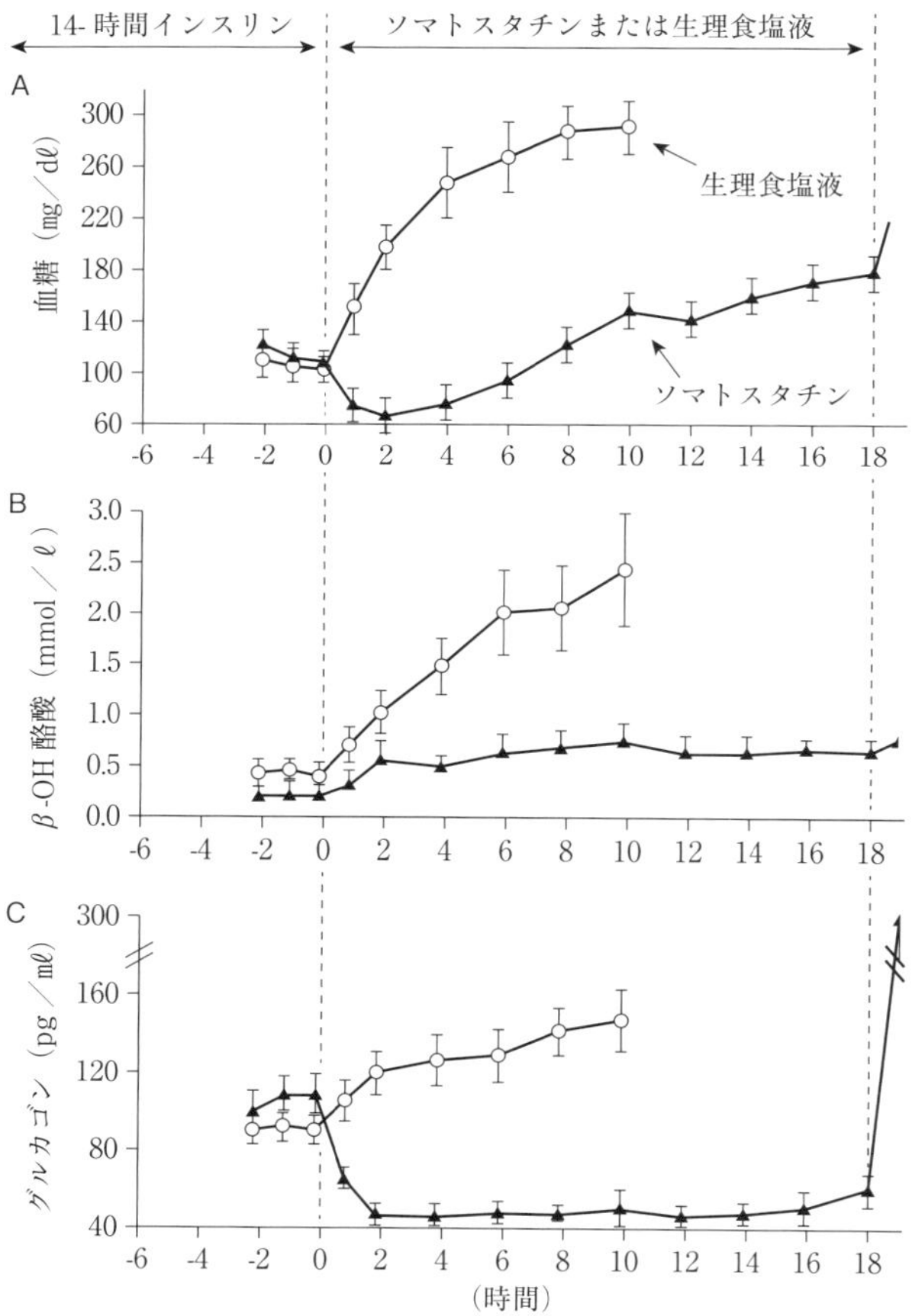

図６　ソマトスタチンでグルカゴンを抑えれば１型糖尿病の血糖、ケトン体が改善する

7 人の 1 型糖尿病患者に前夜インスリンを持続静注した後、インスリンを中断してソマトスタチンか生理食塩液に切り替えました。生理食塩液群では 10 時間後、血糖とケトン体（β-OH 酪酸）の増加が放置できないレベルに達したため試験を中断し、直ちにインスリン投与を再開しました。一方、ソマトスタチン注入群では血糖、ケトン体は 18 時間後も軽度の増加に留まり、グルカゴンは抑制されたままでした。しかしソマトスタチンの注入を中止すると、一気に上昇傾向に転じました。Gerich ら、N Engl J Med（1975）

加したため、この時点で倫理的な観点から試験の続行を中止し、インスリン注射を再開しました。ところが、ソマトスタチンに切り替えた場合は18時間経っても血糖は１８０㎎／dℓを超えず、ケトン体は微増に留まりました。

理由はソマトスタチンの注入によってグルカゴンが50％以上抑えられていたからです。その証拠にソマトスタチンの注入を止めると血糖は上昇に転じたのです。

この成績は大変な反響を呼びました。インスリンが中断されれば8時間後に血糖は３００㎎／dℓに上がり、ケトン体が4倍に増える1型糖尿病でも、グルカゴンが抑制されていれば、インスリンの注入を18時間止めても著しい高血糖やケトアシドーシスが起きなかったのです。これはヒトの1型糖尿病患者で、インスリンを使わずにソマトスタチンだけでグルカゴンを抑えれば、最悪のケトアシドーシスが回避できることを証明した最初の成績でした。

ヒトの典型的なケトアシドーシスでは血糖は５００～１０００㎎／dℓを超えますが、インスリン自体の欠乏だけではこのような重篤な高血糖やケトン体の増加は起こらず、グルカゴンの過剰が伴って初めて糖新生、ケトン体産生、脂肪分解などの異化反応が亢進し、致死的な劇症型のケトアシドーシス（糖尿病昏睡）になることを示したのです。

Raskin, Ungerら（1978）も、1型糖尿病患者さんでグルカゴンの抑制効果を追試しています。4人の1型糖尿病患者さんに、6日間にわたって一定量のインスリンを持続注入した場合（①インスリン単独群）と、インスリン開始3日目からそれにソマトスタチンの注入を加えた場合（②グルカゴン抑制群）と、さらに5日目からはグルカゴンを上乗せした場合（③グルカゴン補充群）の3群で、糖尿病の代謝指標を比較しました。

その結果、血中インスリンは3群で変わりませんが、平均血糖値、24時間の尿糖とケトン体排泄量および尿中尿素窒素からみた糖新生（アミノ酸→ブドウ糖）は、すべてグルカゴン抑制群で最も低くなり、グルカゴンを補充するとこれらは増加に転じました。

すなわち1型糖尿病は、インスリンを増やさなくても、グルカゴンを抑えるだけで血糖が下がり、尿糖の排泄が減り、糖新生とケトン体の産生が低下することを示したのです。

従来ならインスリンの増量以外には考えられなかった1型糖尿病の治療が、グルカゴンを抑えることで代謝が改善することを明確に証明した成績で、糖尿病のもっとも恐ろしい代謝破綻状態（ケトアシドーシス／糖尿病昏睡）の病態形成に、グルカゴンの過剰が無くてはならない必須条件であることを示したのです。

これらはいずれも1型糖尿病患者さんの実臨床成績であり、動物モデルの実験とは比べものにならないくらい重い意味のある成績なのです。

5. グルカゴンの分泌調節

グルカゴンの最大の分泌刺激は血糖の低下で、低血糖時にその回復にむけて最前線で働くのがグルカゴンです。同時にエピネフリン（アドレナリン）、次いでコルチゾール、成長ホルモンが出てきて、協同して血糖の正常化に当ります。

これらのホルモンは低血糖以外にも外傷や寒冷曝露や手術などの身体的ストレスで血中に増加するため、〝ストレスホルモン〟とも呼ばれています。

その他にはアミノ酸（L－アルギニン、L－グルタミンなど）、自律神経や消化管ホルモン（GIPなど）がグルカゴンの分泌を高めます。

反対に、高血糖、インスリン、ソマトスタチン、レプチン、アミリン、亜鉛、GABA（後3者はインスリンと一緒にβ細胞から分泌されます）などはグルカゴン分泌を抑制します。

2型糖尿病の治療に広く使われているGLP－1関連薬は、インスリンの分泌増強に加え、グルカゴンの抑制効果の大きいことが明らかになりました。

実はグルカゴン分泌機序の詳細に関しては、α細胞自体の内因性のものとパラクリンによる外因性のものとが議論百出して、なお未だに明確になっていません。

しかし生理的および糖尿病との関連で最も重要な分泌調節は、何と言っても膵島内でのインスリンによる抑制でしょう。血中に出る前に膵島内できわめて高濃度のインスリンがα細胞のグルカゴン分泌を強力に抑え込んでいるのです。

そのことは、正常ラットの膵潅流実験で見事に証明されています（Maruyama, Hisatomi, Unger, 1984）。

すなわち膵臓の動脈側からインスリン抗体を流して膵島内のインスリンを中和する（抗体がインスリンと結合し、インスリンの作用がα細胞に及ばなくする）と、膵臓の静脈側に夥しい量のグルカゴンが出て来るのです（図7）。

つまりα細胞は正常下ではインスリンによって強力に抑制されており、中和抗体でインスリンの抑制を取り除くと一気にグルカゴンの分泌が高まることを示しています。事実、抗体の注入を止めると爆発的なグルカゴンの分泌が頓挫することからもわかります。

この結果は劇的で、膵島内ではグルカゴンが強力なインスリンの統制下に置かれていることを如実に示しているのです。

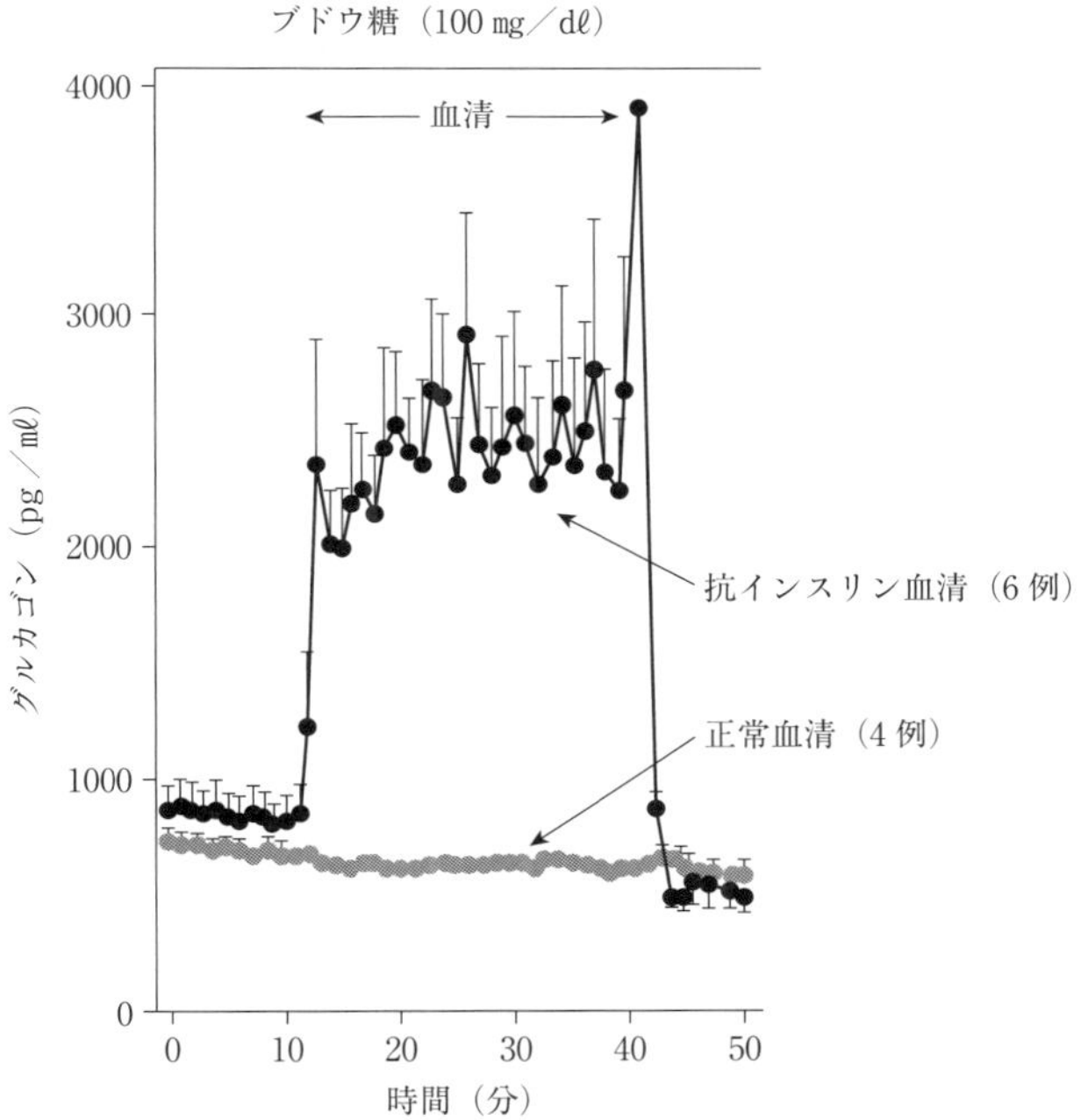

図 7　インスリンが膵島内で直接グルカゴン分泌を抑制している証拠

正常ラットの膵潅流実験で、インスリンを中和する抗血清を動脈側から流すと、直ちに静脈側の潅流液中にグルカゴンが著増しました。対照の正常血清ではグルカゴンの増加は観られません。Maruyama、Hisatomi、Unger ら、JCI（1984）

一方、インスリンとグルカゴンの分泌は極めて強固に結び付いています。

正常犬の膵潅流実験で、潅流液のブドウ糖濃度（㎎／dℓ）がわずか20上がると、インスリンが直ちに反応してグルカゴンが下がり、逆にブドウ糖が10～20下がると、インスリン分泌が減少し、直ちにグルカゴンの分泌が高まります（図8－A）。

このように両者の関係はブドウ糖によって仲介されているようにみえますが、実はブドウ糖が両者の動きを決めているわけではありません。

それはアロキサン糖尿病犬の膵臓を使った場合、インスリンが出なければグルカゴンはブドウ糖によって抑制されず、むしろ刺激されて分泌が高まることからも分かります（図8－B）。

すなわちグルカゴンの分泌は血糖ではなく、インスリンによってタイトに抑制的な調節を受けていたのです。

このことは臨床的にも、自前のインスリン分泌が完全に枯渇した1型糖尿病患者さんでは、血糖が理由なく乱高下する現象が観られますが、それはインスリンの抑制から解放されたグルカゴンの律動的な暴発に因るものです。

2型糖尿病でもインスリン分泌が乏しいと、グルカゴンが十分に抑えられず、食後の高血糖を

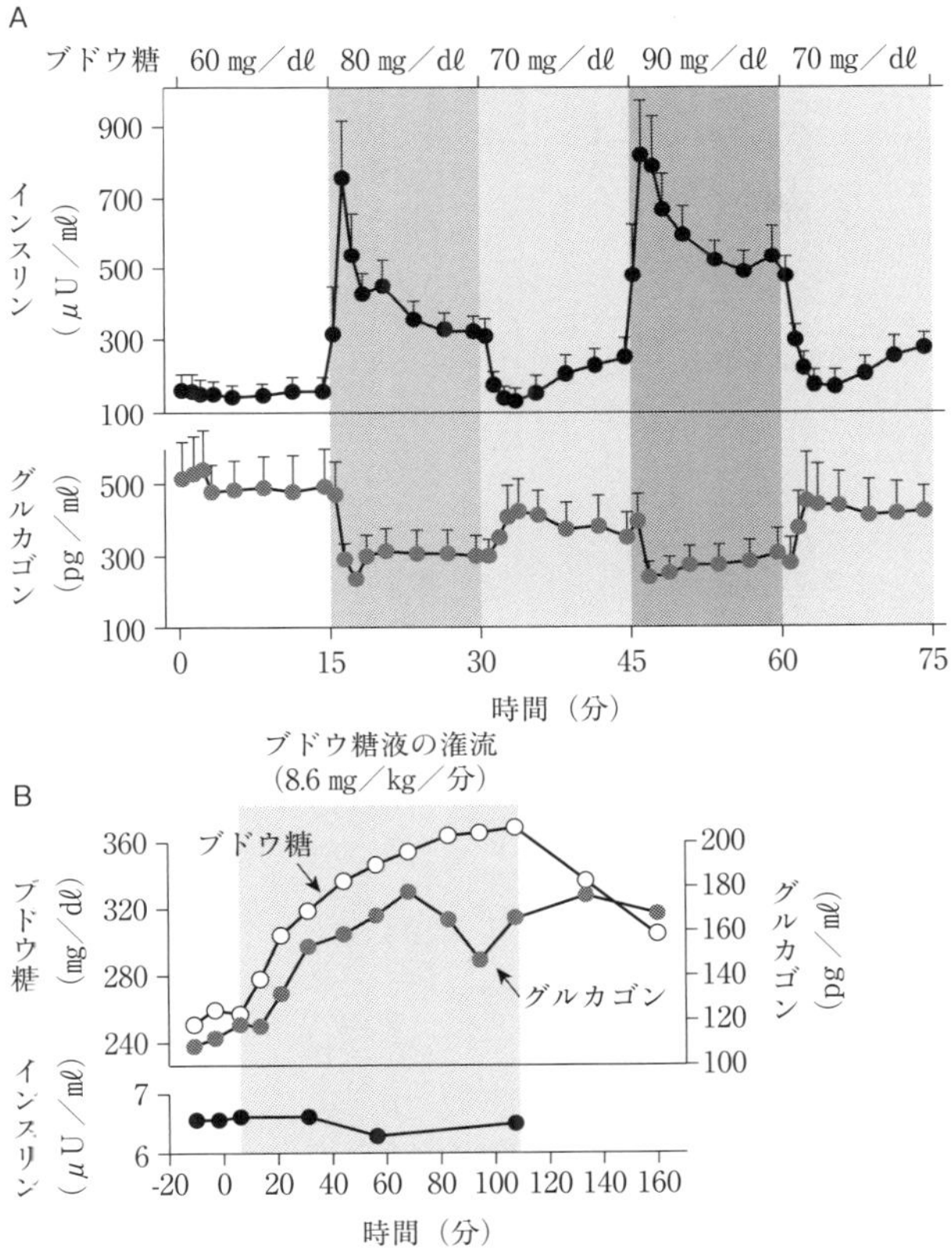

図８　インスリンとグルカゴンの分泌相関

A）正常犬の膵潅流では、ブドウ糖の軽度増加（20 mg／dℓ）に対してインスリンは急峻に立ち上がり、グルカゴンが下がります。一方、ブドウ糖の軽度低下（10〜20 mg／dℓ）に対してインスリンが下がり、グルカゴンが上がります。両者の間には緊密な鏡像的関係が観られます。Unger, Diabetologia（1985）

B）アロキサン糖尿病犬の膵潅流では、ブドウ糖の増加に対してインスリン分泌が伴わなければ，グルカゴンはブドウ糖によって抑制されず、奇異性に分泌が増加しました。これらの成績は、グルカゴンがブドウ糖ではなく、インスリンによって直接抑制的に調節されていることを示しているのです。Braaten, Unger ら、JCI（1974）

エスカレートさせているのです。

それではインスリン治療でグルカゴンの異常行動は是正できないのでしょうか？

それは不可能です。なぜなら治療に用いられるインスリンの量では体内で薄まってしまって、到底、膵島内の局所に十分な高濃度で届きません。

この目的を達成するにはおそらくインスリンを通常量の１００倍注射しなければならないでしょう。このようなことは到底不可能なことです。この点は第５章「パラクリノパシー」の項で詳しく述べることにしましょう。

第４章　糖尿病とグルカゴン

1. 糖尿病の発症に対するグルカゴンの関与

糖尿病の90%以上を占める2型糖尿病は、多くの場合肥満（メタボリックシンドローム）に伴うインスリン抵抗性（インスリンの血糖降下作用が正常に出ない状態）があって、それをインスリン分泌増加で代償しえない場合に発症するとこれまでは考えられてきました。

肥満や遺伝素因によるインスリン抵抗性があると、β細胞はインスリンの分泌を高めなければならず、それだけ仕事量が増えるのです。この負担を代償できている間は、血糖は上がらず、糖尿病は起きません。β細胞の代償能力がそれを下回り不十分な場合に糖尿病が発症するとされてきました。

事実、インスリン抵抗性を考慮すると、境界型から2型糖尿病へ移行する時点で、すでにβ細胞の力は75~80%が失われていると言われています（De Fronzo ら, 2011）。

つまりインスリンの分泌や働きが弱いために糖尿病が発症するとされてきたのです。

これまで2型糖尿病とグルカゴンとの関係は、1型糖尿病ほど明確ではありませんでしたが、最近、2型糖尿病の成因に関わるいくつかの話題があります。

その一つは、グルカゴンが働かない動物（後で出てくるグルカゴン受容体欠損マウス）では、高脂肪・高カロリー食を与えても普通の動物でみられる肥満やインスリン分泌の過剰（インスリン抵抗性）が生じないのです。すなわちグルカゴンが働かなければ、2型糖尿病の前駆状態である肥満やインスリン抵抗性は現れないというのです。

二つ目は、レプチン受容体をノックアウトしたマウスをつくると、高度のインスリン抵抗性（血中インスリンは正常の20倍）を伴った重症の糖尿病が生じます。ところがこの動物でグルカゴンが働かないようにグルカゴン受容体も同時にダブルノックアウトすると、高血糖も高インスリン血症も正常化したのです（Lee, Unger, 2014）。

これらの事実は、肥満やインスリン抵抗性をベースに発症する2型糖尿病に、グルカゴンの存在が強く関わっていることを示唆しています。

さらに注目されるのは、糖尿病の発症過程でα細胞の機能異常がβ細胞のそれに先行して現れるとするイェール大学のJamisonら（2011）の成績があります。

彼らは正常ラットの大腿静脈に留置したカテーテルから10日間にわたって高濃度のブドウ糖を

注入し続け、高血糖に曝したのです。すなわち50％のブドウ糖液を1時間に2ｃｃ以下の速度で静注しました。

その結果、血糖は1日目から上がりましたが、インスリン分泌の代償的な増加が起こって4日目には正常よりやや高い（順応）状態に落ち着きました。

ところが6日目には5％のラットで血糖が上がり始め、8日目では69％が、10日目では89％のラットが200㎎／dℓ以上の高血糖になりました。

すなわち10日間の高濃度ブドウ糖液の静注でほとんどの動物に糖尿病が発症したのです。

驚いたことに、4日目と8日目に行ったブドウ糖負荷試験では、血糖の増加度（耐糖能）に変化はありませんでした。血中インスリン分泌を詳細に調べてみると、糖負荷時のインスリンの分泌総量やインスリン分泌に随伴するC－ペプチドやアミリンなどは、8日目でむしろ増大傾向で、インスリンの分泌障害を示す証拠は何一つ得られませんでした。

ところが意外にも、グルカゴンの方は8日目で5倍の増加を示し、それとともに肝糖産生は4日目までは抑えられていましたが、4～8日目にかけて3倍に増加したのです。

すなわち正常ラットに経静脈的にブドウ糖を与え続けると、8日目で約7割に糖尿病が発症しましたが、それはインスリンの分泌低下ではなく、グルカゴンの過剰が原因だったというのです。

その証拠に、グルカゴンの働きを消去する中和抗体を24時間にわたって注入すると、血糖は4日目までの正常レベルに戻り、肝糖産生は60％減少して、糖尿病は起きませんでした。

グルカゴンはストレスホルモンの1つであることから、この実験ではストレスマーカーの代表のコルチコステロンを測定していますが、4日目と8日目で差はなく、むしろ実験開始日より低値でした。したがって全身的なストレス反応の関与は否定されました。

この成績は大変な驚きでした。

従来、2型糖尿病の発症機序を説明してきた「ブドウ糖による傷害（糖毒性）」が、β細胞ではなくむしろα細胞に最初に現れ、インスリン分泌がまだ健在な段階でグルカゴンの過剰分泌という異常を惹き起こし、肝糖産生を高めて高血糖（糖尿病）へ導くというまったく新しい糖尿病の発症ストーリーを提起するものでした。わずか1週間前後高血糖に曝すだけで、β細胞が疲弊《ひへい》する以前にα細胞の異常行動が生じるという結果は全く予想外で、その詳細なメカニズムの解明が待たれるところです。

グルカゴンの分泌を抑えると、2型糖尿病の発症が遅れることを示唆した成績もあります(Gustavssonら, 2009)。

インスリンとグルカゴンの分泌には共通点があり、細胞内のCa2+イオンの増加が引き金になります。この変化に関連するCa^{2+}感知蛋白（シナプトタグミン－7）を欠損したマウスをつくり、高脂肪食を14週間にわたって食べさせました。すると正常対照マウスでは高脂肪食によって肥満が起き、その結果インスリン抵抗性が現れて、インスリン分泌は代償性に増加したものの、空腹時血糖が上がり始めたのです。ヒトの肥満2型糖尿病に類似した経過です。

ところがノックアウトマウスでは、インスリン分泌は低いにもかかわらず血糖は上がりませんでした。この動物ではグルカゴンの分泌も同時に障害されていたからです。

すなわちグルカゴンの分泌が抑えられれば、たとえインスリン分泌が落ちても糖尿病の発症を防ぐことができることを示唆しているのです。

さらに、ヒトの1型糖尿病はほとんどが自己免疫異常による膵島炎（β細胞の破壊）が原因ですが、α細胞の異常が早い段階から現われることを確認した成績もあります。

発症後間もない1型糖尿病患者さんのインスリンとグルカゴン分泌を経時的に同一患者で追跡した貴重な成績です（Brownら, 2008）。

発症6週間以内の1型糖尿病患児23人（平均年齢9・4歳）に、流動食負荷試験を行い、食前の2点（-10、０分）と食後の４点（30、60、90、１２０分）に採血して、血中グルカゴンとＣ－ペプチド（内因性インスリン分泌の指標）を測定しました。食事負荷試験はその後３か月毎に４回（1年間）行い、ホルモンの反応量を曲線下面積として求めました。

その結果、Ｃ－ペプチドの山（インスリン分泌総量）は12か月の経過で45％減少して行ったのに対し、グルカゴンは37％増加しました。

すなわち1型糖尿病の発症初期（1年以内）の段階では、まだ半分以上インスリン分泌が残っており、その後経年的に分泌能が落ちて行くのに対して、α細胞はそれとは逆に早い段階から勢いが増し、分泌が増加して行ったのです。

これらの成績は、これまで糖尿病の自然史はβ細胞の減少のみが注目され、α細胞の趨勢《すうせい》など問題にされなかったために見過ごされてきた新たな知見で、１型、２型を問わずα細胞がきわめて早い段階から高血糖の発症に関わっていることを示しているのです。

2. 空腹時高血糖へのグルカゴンの関与

糖尿病の一番の特徴は空腹時の血糖が高いことで、顕性糖尿病と言われます。

空腹時の血糖値は、先行する食事から8時間以上たっているため食事の影響は少なく、肝臓から出てくるブドウ糖の量で決まります。

多くの糖尿病患者さんは空腹時の血糖値が高いと、前日の夕食を食べ過ぎたからとか、食後にデザートを食べたからと、食事に原因を求めますが、そうではないのです。脂肪の多い食事を除いて、空腹時の血糖値に食事の影響はほとんどありません。

そしてそれを調節しているのは、肝臓へ流れる門脈血中のグルカゴンとインスリンの比なのです。どちらが相対的に多いかで、肝糖産生量が決まるからです。

今、空腹時にソマトスタチンを注入し、インスリンとグルカゴンの両方を抑えると、健常者でも糖尿病患者でも同じように血糖は上がらずに下がります。このことは空腹時血糖の維持にグルカゴンの役割がより大きいことを示しており、空腹時血糖の70％までをグルカゴンが決めているとされています。

2型糖尿病ではインスリン抵抗性があり、グルカゴンが相対的に優位となるため、空腹時血糖が高くなりますが、インスリンが欠乏し、グルカゴンの勢いが圧倒的に強くなった1型糖尿病では、肝糖産生にブレーキが掛からなくなり、空腹時血糖は300〜500㎎／dℓ以上にも上がるのです。

3. 食後高血糖へのグルカゴンの関与

健常者では食後にインスリンが出て、グルカゴンを抑えるために、肝糖産生に急ブレーキがかかります。

ところが2型糖尿病では食事によってグルカゴンが抑制されず、むしろ増加するため、肝糖産生が抑えられず、空腹時と同じか或いはそれ以上に肝臓が糖をつくり続ける事態になるのです。定量的に調べると、ブドウ糖負荷後の血糖上昇のおよそ50%までが、グルカゴンに抑制が掛からないために肝臓から出てきた糖で占められているとする成績があるくらいです。これは大変な驚きです。

つまり2型糖尿病患者さんの食後の血糖の山は、食事から来る糖だけではなく、肝臓でつくられた内因性のブドウ糖が加わって成り立っているということになるのです。

食後血糖の上昇に、インスリンとグルカゴン分泌異常のどちらの影響が大きいかを詳細に検討した成績があります（Shah, Rizzaら, 1999）。

20人の非糖尿病者に16時間の絶食後、ソマトスタチンを5時間注入し、膵ホルモンの変動を抑えた上で、経静脈ブドウ糖負荷試験（ＩＶＧＴＴ）を行いました。その際、インスリンとグルカゴンを健常者と糖尿病患者の特徴的反応パターンを再現すべく注入したのです。すなわちインスリンに関しては、健常者では急峻反応（10人）、糖尿病患者では遅延反応（10人）とし、一方グルカゴンに関しては、ＩＶＧＴＴの間一貫して注入した抑制無し群（糖尿病患者パターン10人）とＩＶＧＴＴの開始から2時間だけ注入を止めた（この間血中グルカゴンが下がる）抑制有り群（健常者パターン10人）に分け、４つの組合せを5日間の間隔をあけてＩＶＧＴＴを2回施行したのです。その結果、インスリンが糖尿病様パターンの時、グルカゴンの抑制の有り無しで血糖の山に最も大きい差が出ました（抑制無し群９２７ｖｓ 抑制有り群５４６、ｐ＜０・００１）。インスリンが健常者様パターンでは、グルカゴン抑制の有無の影響は軽度でした（それぞれ６５４ｖｓ ４８８、ｐ＜０・０２）。興味深いことに、グルカゴンが抑制されていれば、インスリン分泌が糖尿病パターンであろうとなかろうと耐糖能に差はみられませんでした（５４６ ｖｓ ４８８、ｐ＝０・７３）このことから、インスリンの分泌障害よりもグルカゴンの抑制の有無の方が、耐糖能に与える影響が大きいと結論されました。

Walkerら（2011）は、２型糖尿病患者の膵島を使ってグルカゴン分泌の異常を証明しています。

６人の健常者から得られた膵島細胞の培養系で、ブドウ糖濃度を１８０から３６０㎎／dℓに上げるとグルカゴンは平均34％抑制されたのに対し、６人の２型糖尿病患者からの膵島細胞では、グルカゴンは抑制されず、むしろ平均47％増加しました。この対照的な違いは、膵島内のインスリン分泌の差によるもので、糖尿病膵島のインスリン分泌は健常者のそれの50％以下であり、膵島内のインスリン含量は25％減少し、逆にグルカゴンは３倍増加していました。

すなわち２型糖尿病で、血糖増加に対してグルカゴン分泌が高まるのは、インスリン分泌の減少に因ることをヒトの膵島で確認した貴重な成績です。

したがって２型糖尿病患者さんにみられる食後の不適切なグルカゴンの過剰分泌は、インスリン分泌障害の裏返しであり、インスリン分泌の低下が大きい程、グルカゴン分泌は増大するのです。

このことは糖尿病の高血糖が単にインスリン欠乏の結果だけではないことを示しています。

さらにグルカゴンの分泌異常が、膵島内におけるインスリンの減少によることを示すいくつかの証拠があります。

例えば、①膵島内のインスリンを抗血清で中和すると、グルカゴンの過剰な分泌が誘発される（前述、図7）。②インスリンのシグナル（指令）を遮断する薬剤を正常動物に投与すると、糖負荷時にグルカゴンの分泌が刺激される。③α細胞に存在するインスリン受容体をノックアウトしたマウスでは、餌を食べた後にグルカゴンが増加する、などです。

すなわちインスリンの抑止力がα細胞に及ばなければ、グルカゴンはブドウ糖に対して奇異性に分泌が高まるのです。

さらにインスリンがグルカゴンの直接的な抑止力であることを示す証拠として、ハムスターのα細胞の培養系にインスリンを加えると、グルカゴンの遺伝子発現が抑制される事実が示されています（Philippら，1996）。

このように膵島内におけるβ細胞（インスリン）とα細胞（グルカゴン）の正常な関係が崩れた状態をパラクリノパシーと呼びます（第5章）。

しかしグルカゴンの食後の不適切な分泌はパラクリノパシーだけではありません。ここに興味深い成績があります（Meierら，2007）。

２型糖尿病患者に経口と経静脈の２つのルートでブドウ糖を投与すると、グルカゴンの反応がまったく逆になったのです。

すなわち経口的に投与した場合にはグルカゴンは刺激され、経静脈的に与えると抑制されたのです。

この事実から腸管に由来するホルモン（インクレチン）の関与が推定され、中でもグルカゴン分泌を高めるＧＩＰの役割が注目されました（この点は附章の２．「ＧＬＰ－１は善玉、ＧＩＰは悪玉インクレチン」の項で詳しく述べます）。

さらにもう一つ付け加えておきたいことは、糖尿病のα細胞が食事に反応するのはブドウ糖だけではありません。

例えば、１型糖尿病の患者さんが卵を食べると血糖が上がりますが、卵には糖質（炭水化物）はほとんど含まれていないのになぜでしょうか？

それは卵の蛋白を構成するアミノ酸（Ｌ－アルギニン、Ｌ－グルタミンなど）や卵黄に多いオレイン酸やパルミチン酸などの脂肪酸がグルカゴン分泌を促進するからです。

すなわちインスリンが存在しないとグルカゴンはすべての栄養素（糖、アミノ酸、脂肪酸）に対して反応性が高まり、肝臓をフル回転させてブドウ糖を過剰につくらせることになるのです。

まとめるとインスリン欠乏下の糖尿病では、膵島内の統制破綻（パラクリノパシー）を中心的機序として、腸管の悪玉インクレチン（ＧＩＰ）の分泌亢進やすべての栄養素の分泌刺激効果などがオーバーラップして、グルカゴンの異常な分泌過剰を惹き起こしているると言えるのです。

第5章　膵島内の混乱（パラクリノパシー）

膵島（ランゲルハンス島）は異なったホルモンを分泌する多種類の細胞から構成されています。マウスやラットの膵島は、中心部にインスリンを分泌するβ細胞が60～70％を占め、それをとりまくように周辺部にはグルカゴンを分泌するα細胞が10～15％、残りはソマトスタチン（δ細胞）、膵ポリペプチド（PP細胞）、グレリン（ε細胞）などの細胞から成っています。

これに比べるとヒトの膵島はβ細胞の比率がやや少なく、かつα、β、δ細胞が混在しているのが特徴です。ですからヒトの膵島では、α細胞がより多くのβ細胞やδ細胞と接触することになります。

ある成績によれば、α細胞の91％がβ細胞と接点を持っているとされています。

ヒトの膵島を用いてこの点を詳細に検討した成績（Boscoら, 2010）があります。膵島を24時間培養し、細胞が安定した後、α細胞とβ細胞を免疫組織染色法によって色分けをして、両者の位置的な相互関係（接触の様態）を調べました。

その結果、β細胞がα細胞を包み込む型（ラッピングパターン）が60％で、その逆（α細胞がβ細胞を包み込む型）はほとんど観られませんでした。残りの多くは両者が対等に並んでいました（図9）。

このように多くのα細胞とβ細胞が広い面積をもって密着している様は、恰も神経同志の接合

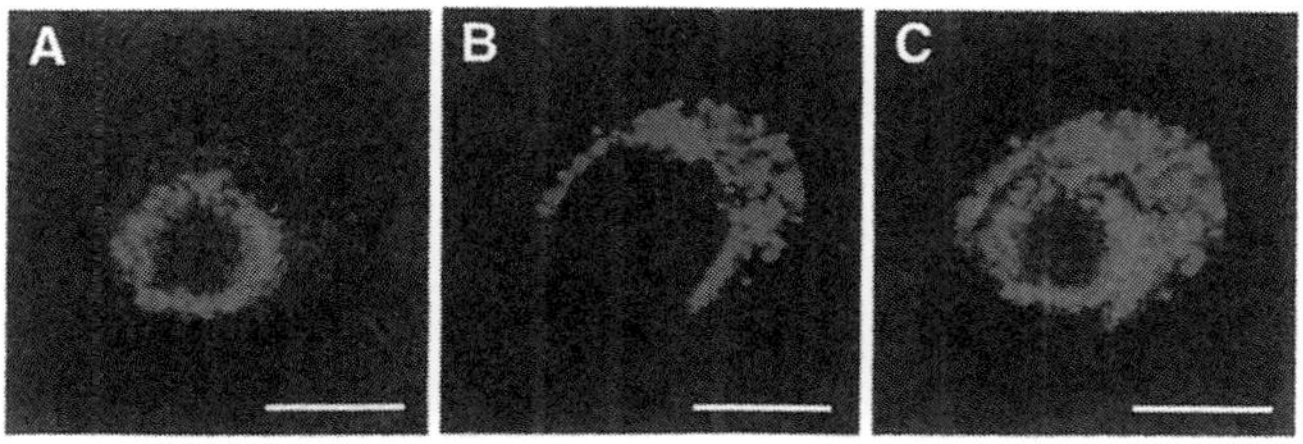

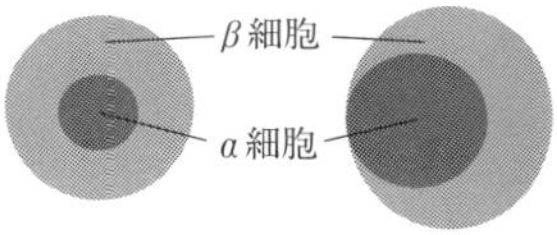

外側がインスリン抗体に染まったβ細胞で、内側の抜けがグルカゴン抗体に染まったα細胞を示します。

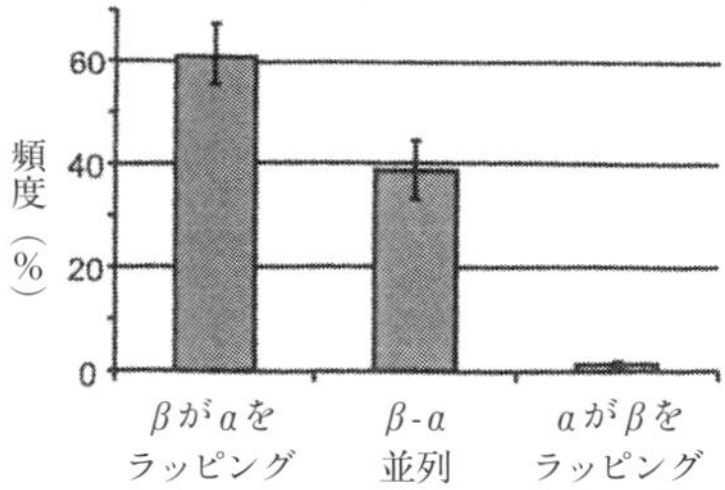

図９　ヒトの膵島におけるα細胞とβ細胞の接着形態（トポロジー）

最も多いのはグルカゴンを分泌するα細胞を、インスリンを分泌するβ細胞が抱え込むパターンで、60%に観られています。逆の場合はほとんど観られません。　Bosco ら、Diabetes（2010）

（シナプス）を思い出させますが、この特殊な形態は一体何を意味しているのでしょうか？

それはこれまで述べてきたように、α細胞を野放しにできないためで、β細胞は高濃度のインスリンで一気にα細胞のグルカゴン分泌を封じ込めているのです。

血流へ入って遠隔の標的細胞に働くいわゆる古典的なホルモン作用の様式を〝エンドクリン〟と呼び、血流を介さずに隣接する細胞に直接働く様式を〝パラクリン〟と呼びますが、インスリンのグルカゴンに対する作用は圧倒的にパラクリンが大きく、重要であると言えます。

ブドウ糖を感知するセンサー役である

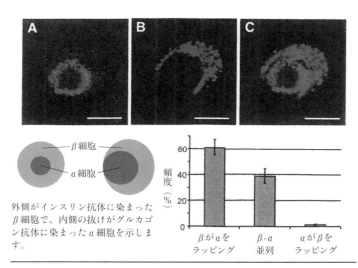

β細胞がいち早く血糖の増加に反応してインスリンを分泌すると、膵島内は末梢血に比べて100倍以上の高濃度のインスリンで満たされ、即座にグルカゴン分泌が抑え込まれるのです。逆に低血糖では、インスリンの分泌が止まって抑制が無くなるために、直ちにグルカゴンが出てきます。

このように膵島はβ細胞とα細胞が密着して存在することで、α細胞の放縦な行動を一瞬たりとも許さずに取り締まっているのです。

そしてさらにはα、βの両者を抑制するソマトスタチン細胞が介在するなど、膵島は極めて複雑なIT回路のような特殊器官と言えるのです。

グルカゴン分泌はいろいろな因子によって影響を受け（第3章5の「グルカゴンの分泌調節」を参照）、いまだに分泌調節機序については議論が尽きませんが、最大の調節は上に述べてきたように膵島内のインスリンによる〝パラクリン〟を介する抑制でしょう。

1型糖尿病ではβ細胞の数が激減して、α細胞を包み込んでいたβ細胞が消失するため、α細胞はインスリンの桎梏《しっこく》から解放されて、四六時中グルカゴンの分泌が高まった無法状態になっているのです。

一方、２型糖尿病ではパラクリノパシーとして次の様な説明がなされています。ブドウ糖に対するインスリン分泌は、正常では急速に反応する第１相分泌と、それに続くなだらかな山の第２相分泌からなっていますが、２型糖尿病では、早い段階からこの急峻な第１相分泌の消失が特徴的とされて来ました。そしてこの第１相分泌が無いために、糖負荷後の血糖上昇が抑えられないと説明されてきたのです。

しかし、Unger と Orci（2010）は、異なった解釈をしています。

彼らの説明によると、第１相分泌はインスリン分泌の全体からみれば高々７％程度であり、糖負荷後の血糖上昇を抑え込むには少な過ぎると言うのです。そうではなく第１相分泌の意味は、膵島内のα細胞に対する抑制的なシグナルであると考えたのです。

すなわち２型糖尿病では、インスリンの第１相分泌が欠落し、α細胞に瞬発的で先制的な抑制が及ばないために、グルカゴン分泌を許して、血糖上昇を来すというのです。

この点を検証した実験があります（Meier ら，2006）。

８匹のミニブタを使った実験で、β細胞をアロキサンで破壊する前後で混合餌を食べさせ、インスリンとグルカゴンを１分おきに測定して、詳細に検討しました。アロキサン投与前の空腹時には、インスリンとグルカゴンは約４分毎に律動的な分泌（パルス）を示しますが、食後にはインスリンがグルカゴンのパルスを約20％抑えました。しかしアロキサン投与後には、β細胞が減少し、インスリンパルスが約70％消失したため、食後のグルカゴンパルスの抑制が観られませんでした。

この結果から、2型糖尿病の食後の高グルカゴン血症は、膵島内のインスリン分泌の欠乏によると結論されたのです。

また、2型糖尿病のα細胞はインスリンに抵抗性であり、グルカゴンの抑制には健常者の7倍以上のインスリンが必要であることも示されています（Raskinら，1975）。

さらに驚いたことには、インスリンが存在しないと、グルカゴンは血糖が高ければ高いほど分泌が高まるという新事実も提示されています（Wang，Ungerら，2015）。

それはストレプトゾトシン（ＳＴＺ）によりβ細胞を破壊した糖尿病ラットの膵潅流実験で、ブドウ糖濃度を90から１８０mg／dℓに上げると、グルカゴン分泌は約4倍増加し、ブドウ糖を１８０から４５０mg／dℓに上げるとグルカゴンはさらに4倍増加しました。すなわちインスリン分泌が伴わないとグルカゴンは糖濃度の上昇に並行するかたちで分泌が高まるのです。

そのことを、今度はインスリン注射で治療中の1型糖尿病マウスの個体レベルでも確認しています。

８匹の１型糖尿病マウスで、インスリン注射の７時間後と17時間後の血糖、インスリンとグルカゴンを56回にわたって測定しました。

その結果、まだ血中にインスリンが残存している注射後７時間（血中インスリン12・８μU／mℓ）の平均血糖値は１３０mg／dℓで、平均グルカゴン濃度は55pg／mℓであったのに対し、血中インスリンが切れた注射後17時間（血中インスリン３・９μU／mℓ）の平均血糖値は５００mg／dℓで、平均グルカゴン濃度は１３８pg／mℓでした。すなわち血糖が高い時相でグルカゴンは２・５倍の高値を示したのです。

そしてこの顕著な血糖値の違いが、果たしてインスリンが切れたためであるのか、あるいはグルカゴンの増加によるものかを調べるために、既知のグルカゴン抑制剤（レプチン、プラムリンチド、リラグルチド、エクセナチド、ＧＡＢＡ）を投与してみました。

その結果、いずれの抑制剤もグルカゴンを前値の20～50％に抑制し、同時に血糖値が20～55％に低下したのです。

すなわちインスリンを使わずに、グルカゴンを抑えるだけで、インスリンがまだ効いている時間帯以上に血糖が下がったのです。

つまり従来インスリンの効果が切れて上がったと考えられていた高血糖の大部分はグルカゴンが上げていたのです。

このことは、1型糖尿病では高血糖がグルカゴンを介して自分自身を高める〝正のフィードバック〟が働いていることを示しているのです。

これはUnger教授らが提唱した新しい考え方で、糖尿病の自然経過として血糖がジワジワと上がって行くのは、インスリンの衰退もさることながら、グルカゴンの側により大きい原因があることを示唆するものでした。

グルカゴンの過剰は、1型糖尿病の治療に多大な困難をもたらしています。というのは、インスリン注射の効果は筋肉での糖取り込みを高め、脂肪分解を抑えるには十分ですが、膵島のα細胞を抑え込むには不十分で、そのため肝糖産生を抑制できないのです。

それを達成するには、おそらく通常の治療量の100倍以上のインスリンを注射しなければならず、そのようなことは現実的に不可能なことです。

したがってインスリンを増やすのではなく、グルカゴンを抑える（インスリン／グルカゴン比を上げる）ことが、これからの実際的で有効な治療標的となるのです。

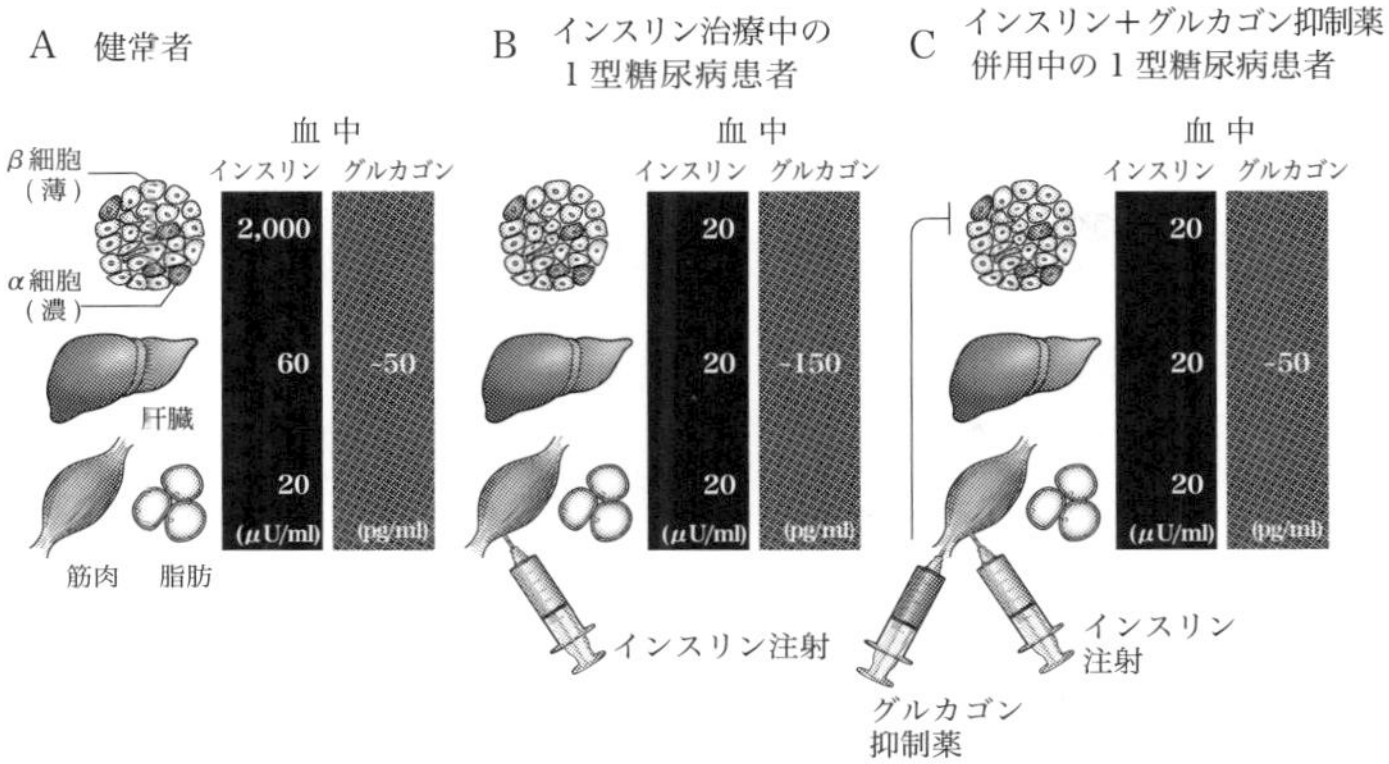

図10　身体各所におけるインスリンとグルカゴンの濃度

A. 健常者ではインスリンの濃度は膵島内が最も高く（2000 μU ／mℓ）、次いで肝臓（60 μU ／mℓ）、筋肉や脂肪組織（20 μU ／mℓ）と順次薄まっていきます。グルカゴンはインスリンによって強力に抑えられており、狭い範囲内（～50pg ／mℓ）で変動し、肝臓に達します。B. 1型糖尿病ではインスリン注射によって全部位が末梢レベルの20 μU ／mℓになっています。これではグルカゴンは抑えられず、肝臓には正常の3倍（～150pg ／mℓ）のグルカゴンが達し、肝糖産生を高めるのです。C. この高グルカゴン血症を抑えるには、インスリン注射だけではダメで、グルカゴン抑制薬の助けが必要です。Unger, Cherrington, JCI（2012）

Unger, Cherrington ら（2012）はこの関係を次のように説明しています（図10）。

　健常者のインスリン濃度（μU／mℓ）には体の部位によって格差があり、筋肉や脂肪などの末梢組織では20、膵臓から肝臓に流れる門脈では60、膵島内では2000にも達すると推定されます。グルカゴン（pg／mℓ）の方は、膵島内では超高濃度のインスリンによって分泌が抑制されるため、体のすべての場所で50以下に抑えられています。

　ところが1型糖尿病では膵島内のインスリンがゼロ（0）となり、専ら注射で賄われているため、体内のすべての部位でインスリンは均等に20μU／mℓとなり、そのため膵島のα細胞にはほとんど抑制が掛からず、グルカゴンの濃度は常に約3倍（～150）に増加しています。その結果、肝糖産生にアクセルが入りっ放しになっているのです。

すなわち日常行われている皮下のインスリン注射では、健常者に観られる体内の生理的なインスリンの濃度格差をつくることはできません。この意味からも現行のインスリン治療法は不完全なものと言わざるを得ないのです。

このように糖尿病における高血糖の核心は、1型、2型を問わず実にこの膵島内のパラクリン機構の崩壊（パラクリノパシー）に在ったのです。

ちなみにこれを是正するには、高濃度のインスリンを直接門脈内に注入してグルカゴンの肝糖産生を相殺する方法が考えられますが、臨床的には不可能です。

実際に行われているのは、健常なヒトの膵島を十分な数だけ門脈域（肝臓）に移植する方法です。この膵島移植法は現在、膵臓移植とともにかなり効果を挙げている方法です。

第6章　グルカゴンの過剰はすべてのタイプの糖尿病に存在する

慢性の高血糖を特徴とする糖尿病は、病因的には①1型糖尿病（自己免疫異常）、②2型糖尿病（メタボリックシンドローム、インスリン抵抗性）、③妊娠糖尿病、④遺伝子異常による糖尿病（インスリンおよびインスリン受容体遺伝子変異を含む）、⑤その他の2次性糖尿病（膵臓摘出、クッシング症候群、褐色細胞腫、末端肥大症など）に分類されます。

グルカゴンの過剰が糖尿病の原因であるとするならば、これらすべてのタイプの糖尿病に高グルカゴン血症の存在が証明されなければなりません。例外が在ってはならないのです。

これまで1型糖尿病ではグルカゴンの絶対的過剰、その他の糖尿病では血糖値に対して相対的な過剰が証明されています（表1）。

最大の反論はヒトの膵全摘患者のグルカゴンに関するものでした。

Barnesら（1976）は、膵臓を全摘した5人の患者（原因は慢性膵炎2人、分化型膵がん2人、膵嚢胞1人で、1～7年前に膵全摘手術を施行した患者）と5人の1型糖尿病患者についてL－アルギニン負荷試験を行い、グルカゴン分泌を比較しました。

血中には膵グルカゴンの外に、腸管グルカゴンと呼ばれるいろいろな分子種（グルカゴンファミリー）が存在するため、彼らは膵グルカゴン（分子量３５００）に特異的なC端抗体を使い、十分な測定系の検討を行った上で遂行したのです。

表１　高グルカゴン血症はすべてのタイプの糖尿病に存在する

糖尿病のタイプ	動物種	高グルカゴン血症
１型糖尿病		
ストレプトゾトシン	マウス	＋
	ラット	＋
アロキサン	犬	＋
	ラット	＋
自己免疫	マウス	＋
	ラット	＋
	ヒト	＋
２型糖尿病	マウス	＋
	ラット	＋
	ヒト	＋
全身性脂肪萎縮症	ヒト	＋
膵臓全摘出	犬	＋
	ラット	＋
	ヒト	＋
インスリン受容体異常症（タイプA）	マウス	＋
	ヒト	＋

その結果、膵全摘患者の平均空腹時血糖値は２５１㎎／dℓで、１型糖尿病患者の平均３８１㎎／dℓに比べ１００㎎／dℓ以上低い値でした。その理由として、両群とも血中インスリンは測定不能の低値でしたが、グルカゴンが膵全摘患者で低く、１型糖尿病患者の10分の１以下でした。

Ｌ－アルギニンを30分間静注すると１型糖尿病のグルカゴンは約５倍増加し、血糖がさらに上がりましたが、膵摘患者のグルカゴンはまったく反応せず、血糖も上がりませんでした。

この結果から、彼らは膵グルカゴンがほとんど存在しない膵摘患者にも糖尿病は厳然として存在するのであり、したがって糖尿病の原因はグルカゴンの過剰ではなく、インスリンの欠如が必要にしてかつ十分な条件であると主張したのです。

この論文は大きな議論を巻き起こしました。しかしその後10年、膵臓摘出後にも血中とくに胃静脈で膵グルカゴンの濃度が高く、免疫組織染色（抗原抗体反応後に標識を付けた第2抗体を用いることでグルカゴンを可視化する方法）や電子顕微鏡で膵α細胞に観られる特徴的なグルカゴン分泌顆粒が胃底部の粘膜にも存在することが証明され、動物およびヒトで正真正銘のグルカゴンが膵外でも分泌されるというコンセンサスが得られるに至ったのです。

Lefebvreら（1977）は犬の胃潅流実験で、単離した胃の静脈側でグルカゴン濃度が高く、明らかに胃からグルカゴンが出ていること、L－アルギニンはグルカゴン分泌を高めますが、高血糖単独ではグルカゴンは抑制されず、インスリンを加えると40％の抑制が観られ、またこの際インスリンの中和抗体を同時に流すとグルカゴンは2倍に跳ね上がることを観察しています。すなわち、胃のグルカゴンは膵島グルカゴンとほとんど同じ態度を示したのです。

一方、膵摘犬を使った実験（Stevensonら, 1987）では、基礎レベルの少量のインスリンを注入するだけで高血糖は改善し、同時に腸管由来のグルカゴンが著明に抑えられました。腸管由来のグルカゴンはインスリンに感受性が高いのです。これに外からグルカゴンを注入すると血糖は再び上がりました。

このように膵臓摘出後の糖尿病は1型糖尿病と比べると、比較にならないくらい血糖コントロールが容易です。それは1型糖尿病の膵α細胞は治療量のインスリンでは抑えられないのに対し、胃・十二指腸の膵外グルカゴン分泌細胞は少量のインスリンで容易に抑制されるからです。

第1章3の「グルカゴンの産生」の項で述べたように、グルカゴンはプログルカゴンの断片としてつくられますが、プログルカゴンは膵島だけでなく、消化管粘膜に広く分布する内分泌細胞でも産生され、細胞特異的にグルカゴンの兄弟分がつくられており、腸管グルカゴンと呼ばれます。胃粘膜には膵α細胞と同じくプログルカゴン→グルカゴンへの変換酵素（ＰＣ２）が確認されており、膵全摘でインスリンは無くなりますが、グルカゴンは消滅せず、すべてのタイプの糖尿病で「高グルカゴン血症」が存在すると言えるのです。

第7章　グルカゴンルネッサンス

ヒトの1型糖尿病および2型糖尿病に高グルカゴン血症の存在が明らかになって既に40年が経ちますが、依然としてグルカゴンの役割や高グルカゴン血症の重要性についての認識が進まず、等閑に付されたままでした。

グルカゴンに決定打となる大きい知見が出なかったため、みんなインスリンの方しか見ていなかったのです。

インスリンの欠乏が1型、2型を問わず糖尿病の根源的な原因であり、グルカゴンが成因に深く関わっているなどと真剣に考える人は誰もいませんでした。

ところが思わぬところから、この固定観念の一端が崩れ始めたのです。

健常者にブドウ糖を静脈注射で与えた場合と口から飲ませた場合では、血糖の山の高さが同じ（すなわちβ細胞に対するブドウ糖刺激の大きさが同じ）でも、インスリンの分泌は経口投与で格段に大きくなることが分りました（McIntyrer ら, 1964：Perley ら, 1967）。

この差は、おそらくブドウ糖が消化管を通る過程でインスリン分泌を増幅する液性因子（これを〝インクレチン〟と呼びます）の分泌を誘発した結果と想定されたのです。

そして2型糖尿病ではこのインクレチンの効果が落ちていることも分かりました（Nauck ら,

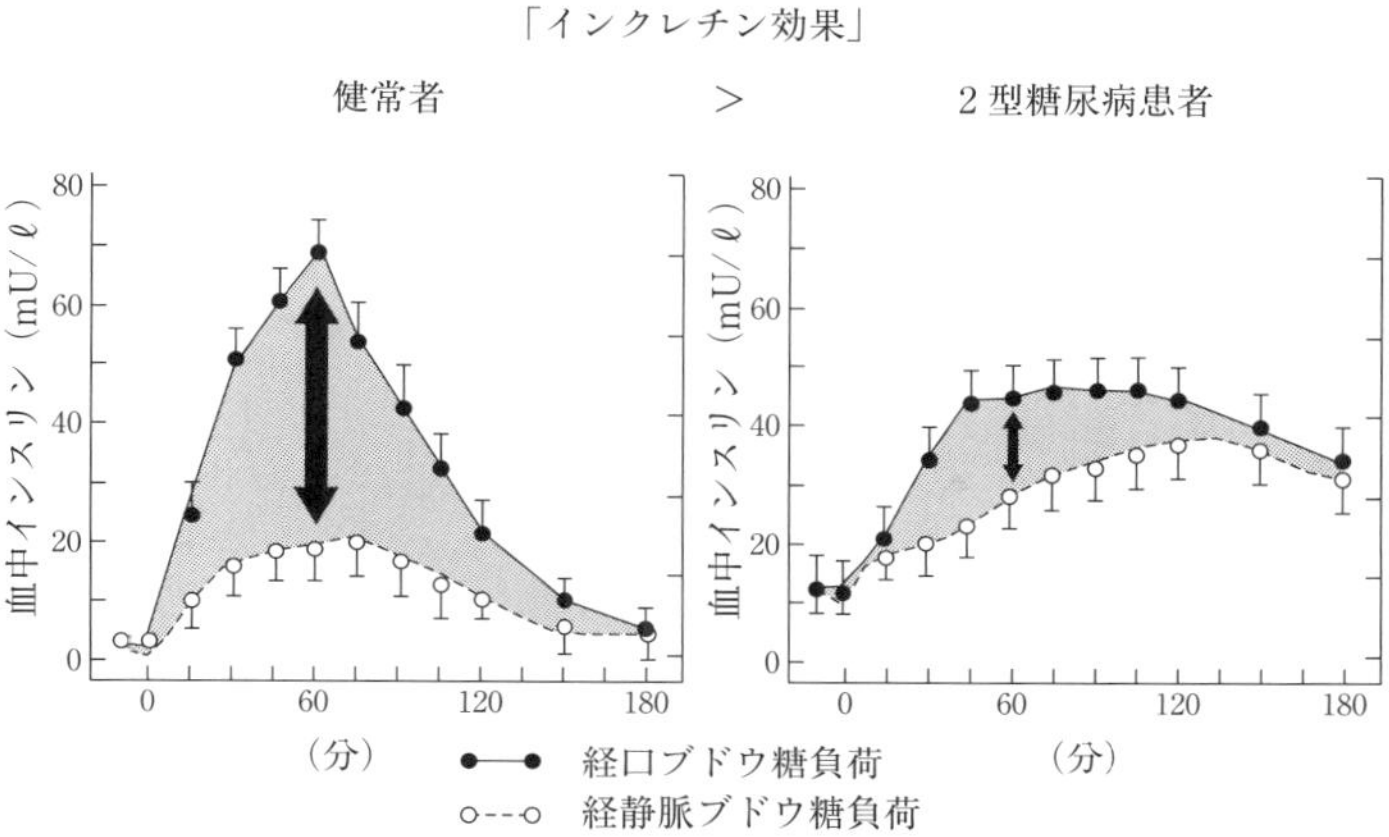

図11　糖尿病ではインクレチン効果が小さい

経口と経静脈でブドウ糖を負荷した場合、同等の血糖の高さで比較しても、インスリン分泌は経口負荷で増大しました（インクレチン効果）。
このインクレチン効果は、健常者では 50～70%の増加であるのに対して、2型糖尿病では高々 20%の増加しかみられません。Nauck ら、Diabetologia (1986)

1986)。

すなわち健常者では、ブドウ糖を静脈内に投与した場合に比べ、経口で与えた場合にはインスリン分泌が50～70%増加するのに対し、2型糖尿病では20%以下の増加しか観られません（図11）。

インクレチン物質を探索した結果、上部腸管のK細胞から分泌されるGIPが、次いで下部腸管のL細胞から分泌されるGLP－1が見つかりました。

直ぐにペプチドを合成して調べて見ると、GIPは2型糖尿病患者ではインスリン分泌の増幅効果（インクレチン効果）がかなり弱い上に、グルカゴン分泌を刺激するため、血糖降下作用が弱く、治療薬の候補から脱落しました。

一方、GLP－1はプログルカゴンのプロセッシングによってつくられるグルカゴンファミリーの一員で、インスリンの分泌増強に加えてグルカゴンの分泌抑制作用を併せもつことから、2型糖尿病の治療薬の候補に上りました。

GLP－1は血中半減期が数分ときわめて短いことから、分解酵素（DPP－4）に抵抗性をもたせたアナログ（類似体）と、分解酵素そのものを阻害して内因性GLP－1の働きを温存する薬の2方向から開発が進められ、それぞれに有用な糖尿病治療薬が臨床に登場しました。

そして今日、インクレチン薬は期待通り治療の第一選択薬としての役割を担うほどになっています。

ところでこのGLP－1は、血糖依存性に（血糖が高い時のみに）インスリン分泌を増幅する薬剤として出てきましたが、その後の研究で、GLP－1の血糖降下作用のかなりの部分がグルカゴン分泌の抑制であることが明らかになったのです。

事実、インスリンの出ない1型糖尿病でも血糖を下げることができるのです。

Creutzfeldtら（1996）は11人の1型糖尿病患者に、前夜の中間型インスリンをいつもの半分に減らして注射し、翌朝ＧＬＰ－１を２４０分間にわたって静注しました。

その結果、平均の空腹時血糖値はインスリンを減量したにもかかわらず２４７から１８０㎎／dℓに低下しました。Ｃ－ペプチド（内因性インスリン分泌の指標）は微増したのみでしたが、グルカゴンは最大50％減少していました。

つまりグルカゴンを抑えれば、１型糖尿病患者でも少量のインスリンで血糖を下げることができることを示したのです。

インクレチン関連薬の登場によって、糖尿病の高血糖にグルカゴンが大きな役割を演じていることが、誰の目にも明らかになってきたのです。

インスリン分泌の増強を狙った新薬の登場が、グルカゴンにスポットライトを当てることになったのはまさに歴史の皮肉でした。

余談になりますが、この経緯は「インスリン抵抗性」のケースとよく似ているように感じます。「インスリン抵抗性」の概念は2型糖尿病の特徴的病態として夙《つと》に知られていましたが、いろいろな指標で推測するだけで、具体的に2型糖尿病の高血糖にどれだけ貢献しているかについては、漠然として掴みどころがない状態でした。

しかしインスリン抵抗性改善薬（チアゾリジン薬）が開発され、臨床で使われ始めると、確かに血中インスリンが下がるにもかかわらず血糖が目に見えて下がることから、インスリンの効きが良くなったことを誰しもが実感することができ、２型糖尿病におけるインスリン抵抗性の存在が実体として広く認識されるに至ったのです。

これまで一部の研究者の間でしか関心が無かったグルカゴンに、多くの糖尿病医が無視できない存在として目を向け始めたのです。

グルカゴンルネッサンスの到来でした。

第8章　グルカゴンが無ければ糖尿病にならない

グルカゴンルネッサンスとほぼ時期を同じくして、それまで誰の目にも説得力を持って見えてこなかった糖尿病におけるグルカゴンの役割が、近年のテクノロジーの進歩によって明確なかたちとなって示されるに至ったのです。

まさに糖尿病の歴史に一大変革が起きたのです。

以下にあげる研究成績は、いずれも糖尿病におけるグルカゴンの重要性を確固たるものとし、「グルカゴンが無ければ糖尿病にならない」という仮説を支持する主な成績です。

1. 抗体を使った成績

十分な量の高力価のグルカゴン抗体を正常ウサギに注射して、血中のグルカゴンを中和すると、2時間以内に空腹時血糖は平均で126から90㎎／dℓに下がりました。

2型糖尿病の肥満マウスでは、グルカゴン抗体を1回注射すると空腹時血糖は40％以上、糖負荷後の血糖の山は約50％、空腹時の肝糖産生は60％以上減少しました。

5日間抗体を静脈内に持続注入すると、食後血糖は平均で32％減少し、2週間後のＨｂＡ１ｃは抗体を投与しなかった対照に比べて１％も下がりました。

インスリン治療中の1型糖尿病ウサギでは、平均血糖値が３８２から２２９㎎／dℓまで約40％下がりました。大変大きな改善です。

今度は、グルカゴン受容体に対する抗体を糖尿病のサルに1回注射すると、以後7日間にわたって空腹時血糖と耐糖能が正常化しました。この結果は現在使われているいかなる治療薬よりも効果が大きいと評価されました。正常のサルに週1回、８週間にわたって投与しましたが、低血糖は起きませんでした。

２０１7年のアメリカ糖尿病学会で、グルカゴン受容体抗体（ＲＥＭＤ－４７７）の臨床試験成績が報告されています。

これは、21人の1型糖尿病患者を対象とした無作為比較試験で、抗体を1回注射した後のインスリン必要量は対照（偽薬）に比べ26％減少しました。注射後6～12日間の平均血糖値は27㎎／dℓ低下し、目標域内（70～１８０㎎／dℓ）の血糖値は25％増加し、一方、１８０㎎／dℓ以上は～40％減少しました。低血糖など問題となる副作用はありませんでした。

期待が持てる治療薬で、今後は適正量と安全性について、多数の被験者で長期にわたる検討が必要です。

2. グルカゴン受容体アンタゴニストを使った成績

グルカゴン受容体が正常に働かないようにする物質で、ペプチド性と非ペプチド性の小分子アンタゴニストがあります。

前者は構造がグルカゴンに似たアナログで、受容体にはまり込んでグルカゴンの結合を邪魔する分子ですが、ペプチドですので、経口投与では分解されてしまい、注射で与えなければなりません。

一方、経口投与可能な非ペプチドのアンタゴニストが幾つか報告されています。

この中でバイエル社のＢａｙ27－９９５５は初めてヒトに治験されたアンタゴニストで、健常者に経口投与すると、グルカゴン刺激下の血糖のピークが平均で１８０から１３７㎎／dℓに低下し、肝糖産生は33・5％減少しました。

しかしこの薬物は副作用として肝障害がみられたため、開発が中止になっています。

このほかいくつかのアンタゴニストが出てきましたが、安全性、有効性、耐薬性の上で問題なしといえるものはまだ見つかっていません。

２型糖尿病患者さんについて行われた最大規模のアンタゴニストに関する治験成績については、第９章３の「グルカゴン抑制薬の最前線：グルカゴン受容体アンタゴニスト」で紹介しましょう。

3. グルカゴン受容体アンチセンスを使った成績

遺伝子の発現過程でメッセンジャーＲＮＡの働きを阻害するアンチセンス（短鎖のヌクレオチド）を、肥満糖尿病動物に用いた成績があります。動物にグルカゴン受容体遺伝子のアンチセンスを投与すると、肝臓のグルカゴン受容体が最大で80％減少しました。

その結果、グルカゴン注射に対するｃＡＭＰの反応が最大で47％低下し、血糖は24％、中性脂肪と遊離脂肪酸はそれぞれ62％と36％低下し、耐糖能は20％改善しました。

一方、ヒトにおいてもグルカゴン受容体遺伝子のアンチセンス「ＩＳＩＳ－ＧＣＧＲＲｘ」が第２相の臨床試験に入っており、メトホルミンでコントロール不良な２型糖尿病患者さんに13週間にわたって週１回注射すると、ＨｂＡ１ｃは最大２％以上の顕著な低下が示されています。グルカゴン、ＧＬＰ－１は増加しましたが、ＬＤＬコレステロール、血圧、体重に有意な変化はなく、耐薬性にも問題はありませんでした。これも今後期待される有望な薬物候補です。

4. α細胞が無い動物を使った成績

これはグルカゴンをつくるα細胞を持たない動物を遺伝子工学的につくってみたのです。Hancockら（2010）は、α細胞への分化に必須の転写因子Ａｒｘを膵特異的に欠損させたマウスをつくりました。このマウスの膵島にはα細胞が99％存在しませんが、正常対照動物と何ら変わることなく生存可能でした。空腹時血糖は16時間の絶食では対照動物と変わりなく、24時間の絶食ではじめて低くなりました。

このマウスにβ細胞毒のＳＴＺを投与して糖尿病をつくろうとしました。対照マウスでは、同量のＳＴＺを投与すると2日目より血糖が上がり始め、2週間以内に食後血糖は３５０を超え、その後５００mg／dℓ以上に達しました。β細胞の破壊によって糖尿病が発症したのです。

ところがこのα細胞を持たないマウスでは、同量のＳＴＺを投与したにもかかわらず食後血糖はほとんど上がらず、29日間の観察を通じて血糖は１００～１８０mg／dℓの範囲内に止《とど》まったのです（図12）。

この成績は、β細胞（インスリン）の消失によって起きるべき糖尿病が、グルカゴンが存在す

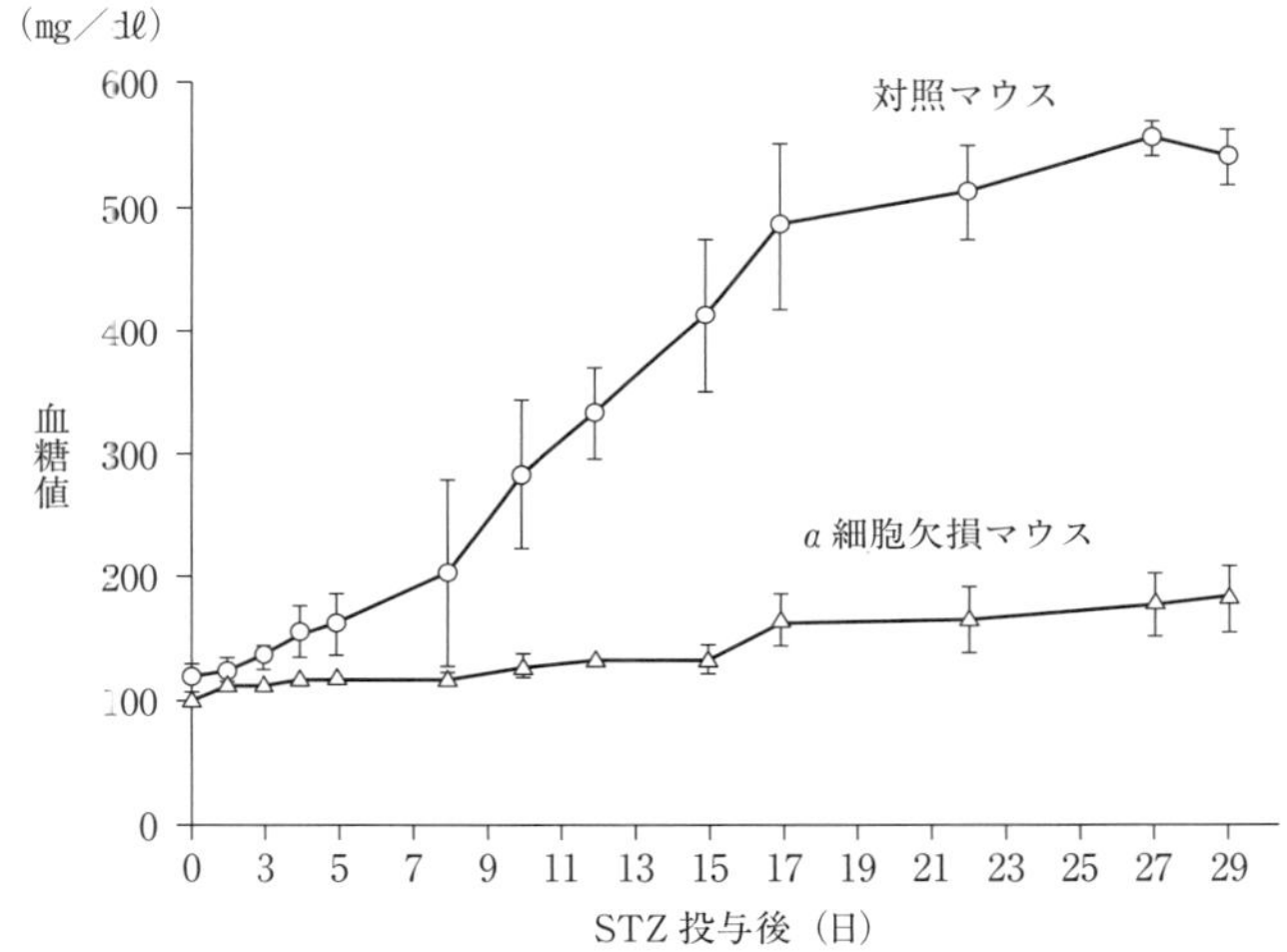

図 12　α細胞を欠損したマウスは STZ によって糖尿病にならない

転写因子 Arx を欠損したマウスには膵島にα細胞が在りません。この Arx 欠損マウスにストレプトゾトシン（STZ）を投与して、その後の血糖の推移を観察しました。その結果、対照では血糖がうなぎ昇りに上がり糖尿病が発症しましたが、α細胞が無いこのマウスでは血糖はきわめて軽度の増加にとどまりました。Hancock ら、Mol Endocrinol（2010）

れば発症し、グルカゴンが存在しなければ発症しない、すなわちグルカゴン依存性であると結論されたのです。

またこの成績では、インスリンが無いにもかかわらず食後の血糖が上がらない、すなわち耐糖能が正常に保たれている点で、後で述べるUnger教授らの成績と符合する重要な成績です。かつUnger教授らの動物と違って、この動物ではα細胞が無く、したがってプログルカゴン遺伝子に由来するGLP－1の増加も観られませんでした。

このことは後で議論となる、インスリンとグルカゴンが存在しない状態でどうして耐糖能が良好であるのかという疑問に関し、ＧＬＰ－１の役割を支持しない結果でした。

以上述べてきた全ての研究成績は、糖尿病の高血糖がインスリン欠乏の直接の結果であるという従来の通説を覆し、グルカゴンが存在しなければ高血糖は起きないことを強く支持するものでした。

すなわちグルカゴンこそが糖尿病の発症に決定権を握っていると言えるのです。

そしてこれらすべての研究が導線になってUnger 教授らの確固たる結論に収斂《しゅうれん》して行ったのです。

5．突破口となったグルカゴン受容体欠損マウスの出現

糖尿病におけるグルカゴンの重要性がなかなか受容されなかった理由の一つは、グリコーゲンの分解、糖新生、ケトン体産生の亢進が、「インスリンの欠乏」でも「グルカゴンの過剰」でも同じように生じうるためであることは、前にも述べました（図２）。

「インスリンの欠乏」と区別して、「グルカゴンの過剰」の仕業であることを証明するには、グ

ルカゴンの働きを消去した上で、代謝がどの様に変わるかを観る以外に方法はありません。

研究の歴史を振り返ってみると、グルカゴンの分泌を抑えるものとして、最初にソマトスタチンが出てきました。

ソマトスタチンは脳下垂体から分泌される成長ホルモンの分泌抑制因子として上位の視床下部で発見されましたが、膵島のδ細胞でもつくられていることが明らかになったのです。第３番目の膵島ホルモンとしてその生理作用が調べられ、なんと不思議なことにソマトスタチンはインスリンとグルカゴンの両方を強力に抑えることが分かりました。

このように互いに強力に干渉し合うホルモンを分泌する細胞が背中合わせに存在する膵島は、まさに生体の不可思議と言う外はありません。

さっそく膵クランプ法で、ソマトスタチンを流して膵ホルモンの分泌を止めた上で、外からインスリンと成長ホルモン（成長ホルモンは急性の糖代謝効果が乏しいので省略されることが多い）を補えば、グルカゴンだけを欠落させることができるわけです。

アロキサン[1]糖尿病犬（Dobbs, Unger ら, 1975）や１型糖尿病患者（Gerich ら, 1975）にソマトスタチンを注入すると、高血糖が著明に改善し、インスリンを減量ないし中止しても血糖に大きな変化はありませんでした。ただし外からグルカゴンを入れると、たちまち元の糖尿病状態に戻りました。

これらの結果は、インスリン欠乏下の高血糖の発現に、グルカゴンが鍵を握っていることを示す大動物での最初の証拠になったのです。

その後、レプチン[2]、ＧＬＰ－１[3]などのグルカゴン抑制物質が現れましたが、これらはいずれもグルカゴンの抑制とは別に血糖を改善させる作用[註]を持つため、単純にグルカゴンの抑制効果のみを切り取って証明することができなかったのです。すなわち純粋にグルカゴンだけの問題に絞れなかったのです。

一方、α細胞を一掃した動物にも問題は在りました。Thorelら（2011）は、α細胞にジフテリア菌毒素（ＤＴ）に対する受容体を発現させた動物をつくり、生育後この動物にＤＴを注射することでα細胞をほぼ全滅させることができました。しかしＤＴの殺傷を免れたわずか数%のα細胞が生き残るだけで、対照とほとんど変わらない量のグルカゴンが血中に分泌されたのです。

このようにグルカゴンを完全に排除することは不可能に近いくらい困難なのです。

しかし遂に決定的な転機がやってきました。

それはグルカゴンが働く受容体を全身に持たないマウスの出現です（Gellingら, 2003）。この動物ではグルカゴンが働く〝足場〟が無いためにグルカゴンの作用がまったく出ません。純粋にグルカゴンゼロ（０）の効果を観察できるのです。例えばこの動物では外からグルカゴンを大量に注射しても血糖はまったく上がらず、グルカゴンが受容体に結合した証拠となるセカンドメッセンジャーのｃＡＭＰの増加も観られません。

それではこのグルカゴン受容体欠損マウスの特徴について、米国メルク研究所Conarelloら（2007）の成績を中心に紹介しましょう。

このマウスは正常に発育し、外見上は何らの問題もありません。血糖は正常マウスよりやや低目ですが、低血糖を起こすことはありません。高脂肪食で飼うと正常動物は肥満になりましたが、この動物は肥満にならず（図13写真）、脂肪肝にもなりにくいことがわかりました。

これはこの動物で餌の食べ方が少ないことと関係していました。

ブドウ糖負荷試験（経口および腹腔内投与）では、血糖の上昇が低く抑えられ、耐糖能および

（註）（１）成長ホルモン、膵外分泌の抑制。（２）食欲抑制、脂肪酸酸化亢進、インスリン抵抗性改善、ＩＧＦ－１増加。（３）摂餌量減少、胃排出遅延、インスリン分泌増強。

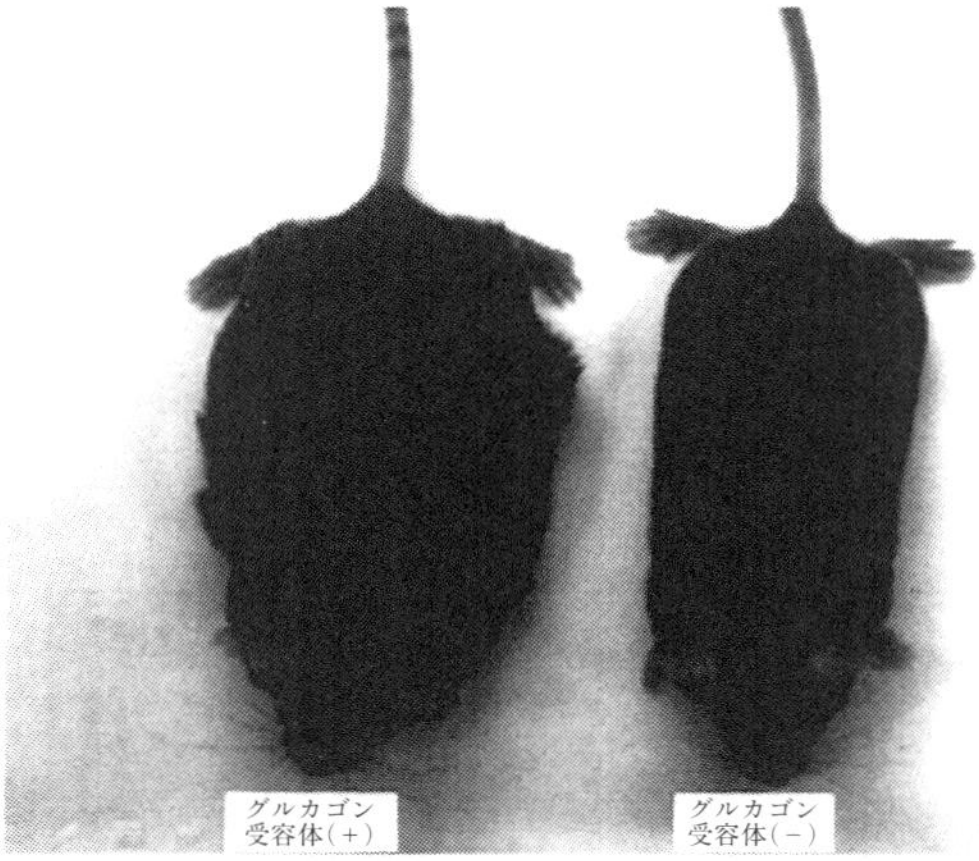

図13　グルカゴン受容体欠損マウスでは肥満が起きない
同一の高脂肪食で飼育した対照マウスとの比較

インスリン感受性が良好だったのです。

またこの動物では食べた餌が胃内に長く留まり、糖の吸収が遅れることで、食後血糖の上昇が抑えられていました。

さらにこの動物は、膵β細胞の毒素であるストレプトゾトシン（ＳＴＺ）に対して抵抗性で、通常量では糖尿病になりにくいことも分かりました。


さてUnger教授らはこの動物のβ細胞を全滅させて、グルカゴンが無い状態ではインスリンゼロ（０）の効果がどのように修飾されるかを観ようとしたのです（Lee, Ungerら, 2011）。

この動物はＳＴＺに抵抗性であることから通常量の2倍を投与しました。その結果、同量のＳＴＺを与えられた対照マウスでは、血糖は５００㎎／dℓ以上に達し、多飲多尿とやせで動けなくなり、衰弱がひどく瀕死の状態となったため、６週間以内にやむなく屠殺しなくてはなりませんでした（図14）。

ところがグルカゴン受容体を持たないこのマウスは、ＳＴＺを常用量の2倍投与したにもかかわらず、驚いたことに正常動物とほとんど見分けがつかないくらい元気で、活発に動き回り、インスリン注射を必要とせず、血糖は１００mg／dℓ前後を維持し、２～３か月間ふつうに生き続けたのです‼（図14）

正に奇跡と言う外はありませんでした。

間違いなくこのマウスの血中にはインスリンはほとんど存在しません。ブドウ糖に対するインスリン分泌やインスリンと一緒に出てくるＣ－ペプチドの反応もまったくみられません。

膵島を免疫組織染色法で調べると、インスリンが染まるβ細胞は約10％で、90％が破壊されていることが分かりました。

さらに最も感度の高い組織中のプレプロインスリンｍＲＮＡ（インスリンの合成能を示す指標）を遺伝子増幅法で測定しましたが、検出できませんでした。すなわちこの動物では、インスリンがほぼ完全につくられていないことを確認したのです。

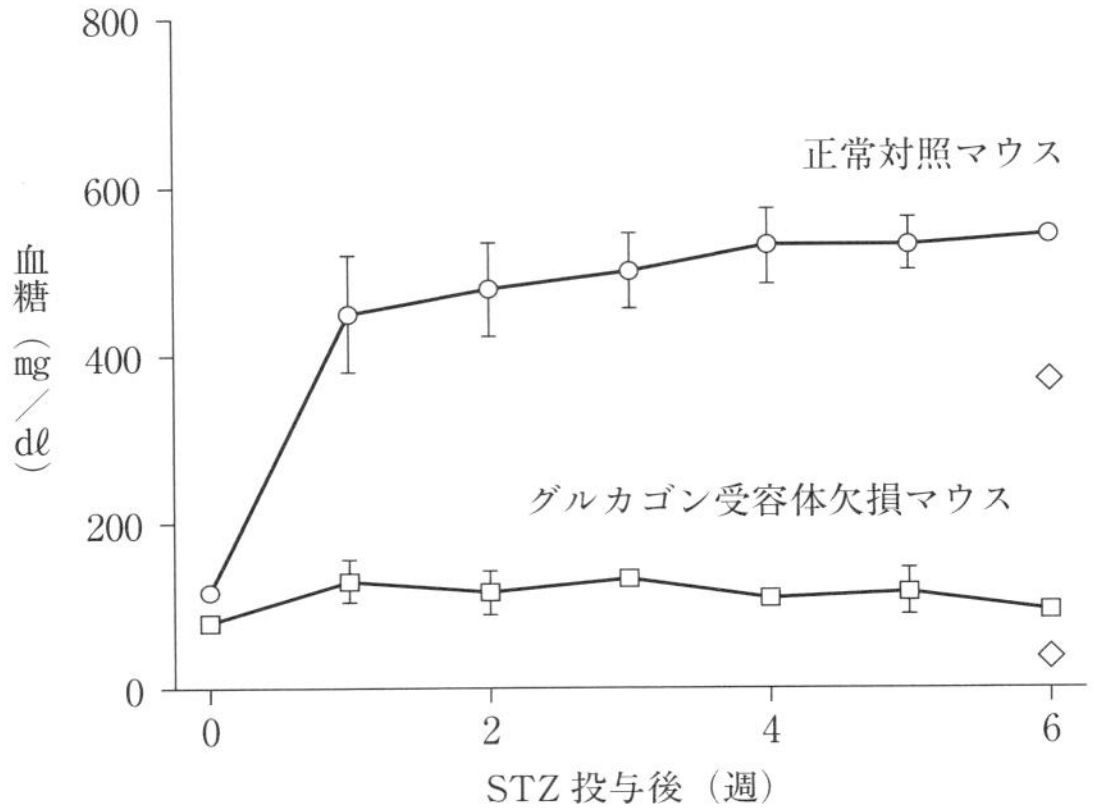

図 14　グルカゴン受容体欠損マウスに STZ を投与した後の血糖の推移

正常対照マウスでは随時血糖は 500 mg／dℓ以上に達したものの、このマウスでは 6 週間まで 100 mg／dℓ前後の正常血糖を維持しました。◇はそれぞれの平均空腹時血糖値

実は、Unger 教授らは1年前にも同じマウスに別のβ細胞毒アロキサンを使って、まったく同じ結果を得ていました。

すなわち2倍量のアロキサンを投与すると、対照動物では血糖が６００mg／dℓにも上がり、ケトン体が著増し、衰弱しましたが、このマウスの場合は5週まで血糖は２００mg／dℓ以下で元気でした。血中インスリンはやはり測定できないくらい低く、免疫組織染色でインスリン陽性β細胞は93％が破壊されており、プレプロインスリンｍＲＮＡも検出できませんでした。

このようにUnger 教授は慎重に観察を重ね、事実を確認していったのです。

そして今回一番の驚きは、このマウスにブド

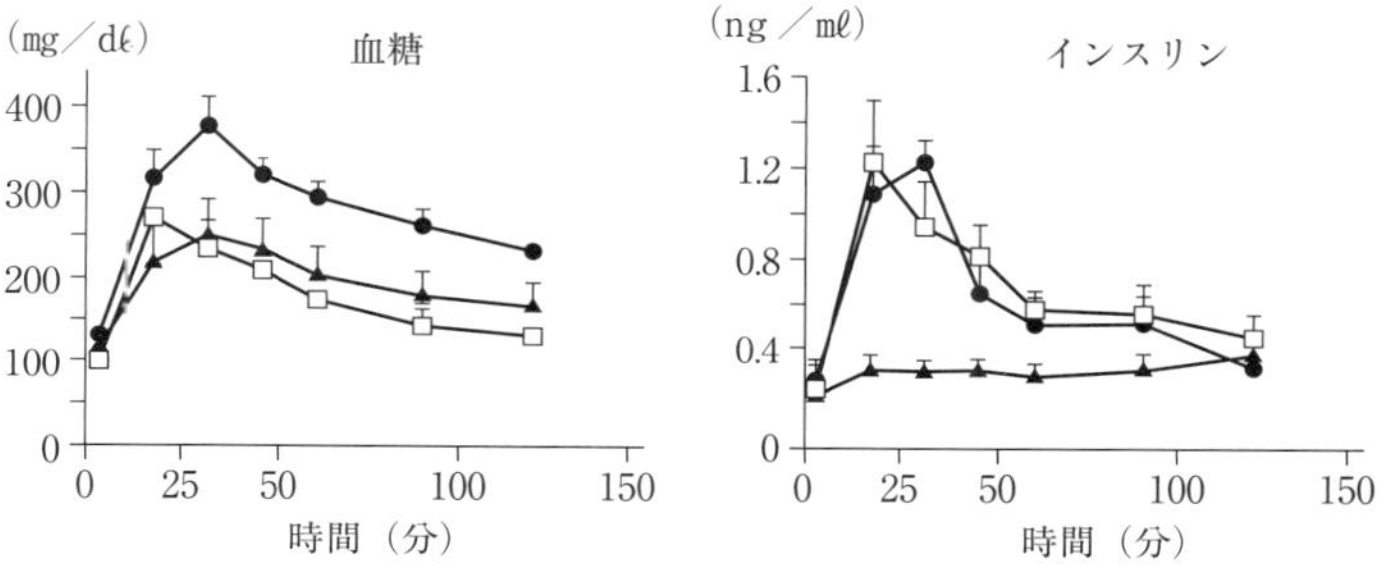

経口ブドウ糖負荷試験（マウス）
●正常対照　□グルカゴン受容体欠損
▲グルカゴン受容体欠損＋β細胞破壊（STZ）

図 15　STZ 投与グルカゴン受容体欠損マウスは、インスリン分泌はほとんどゼロであるが、耐糖能は正常

インスリン反応が全くない本マウス（▲）の耐糖能は、対照マウス（●）と同等かむしろ良好であった。

ウ糖負荷試験を行うと、インスリンが無いにもかかわらず、血糖の上昇は正常マウスとほとんど変わりませんでした。すなわち大量の糖が血中に入ってきても、それを処理する力（耐糖能）は、インスリンが在っても無くても、グルカゴンの働きがゼロ（0）のこの動物では変わりがなく、正常に保持されていたのです!!（図15）

何という不可解な現象でしょう。

これまでの糖尿病学の通念からすると、耐糖能はインスリンの働きそのものとされてきましたので、この結果は信じ難い奇跡だったのです。

その他にも不思議な現象が起きました。

この動物では、インスリンが無いのに血中の遊離脂肪酸やケトン体（β－OH酪酸）の増加が観

られず、ケトアシドーシスが起きないのです‼

インスリンが欠如したヒトの1型糖尿病では、脂肪の分解に歯止めがかからず、夥しい遊離脂肪酸が肝臓に動員されてケトン体が増産されるのに、この動物では脂肪の異化亢進がまったく認められません。グルカゴンの働きが無いから以外には説明できないことでした。

詳細に調べると、グルカゴン作用のマーカーである肝臓のキー蛋白CREBのリン酸化は測定できないくらい低く、糖新生の律速酵素PEPCKの活性も落ちていました。すなわちこの動物では肝臓のグリコーゲン分解や糖新生にブレーキがかかっていたのです。

この事実はインスリンとグルカゴンの両方が無い状態では、肝の酵素パターンはインスリン欠乏ではなくグルカゴン欠乏を反映しており、グルカゴンの影響がより大きいことを示しています。

さてUnger教授らは、この事実をさらに強固なものにするために、今度はこのマウスにグルカゴン受容体を蘇《よみがえ》らせてみようと考えたのです。そこでヒトのグルカゴン受容体遺伝子（cDNA）を組み込んだアデノウイルスをつくり、このマウスに静脈注射して感染させたのです。するとこのマウスの肝臓に、ウイルスが運んだグルカゴン受容体遺伝子が届き、受容体タンパクがつくられ始めたのです。

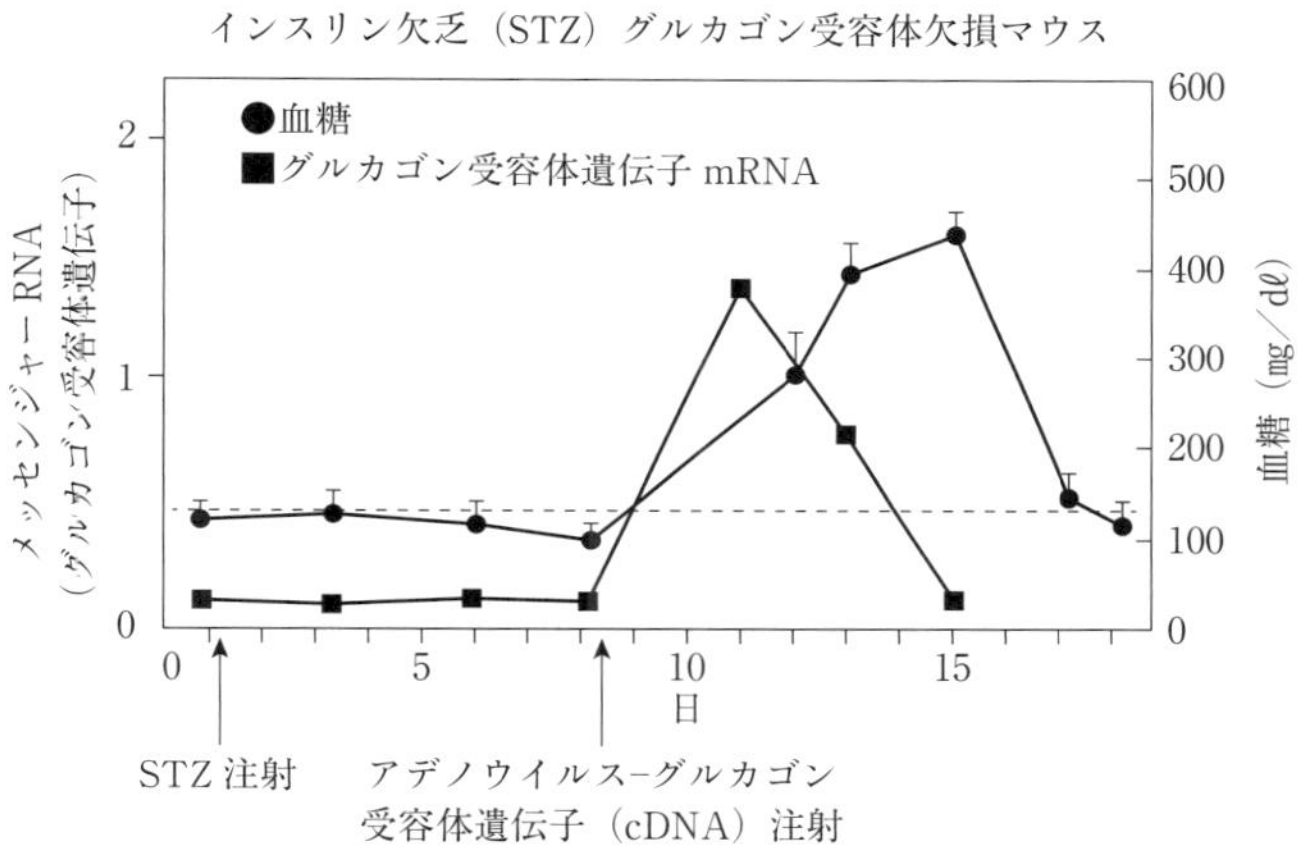

図16　グルカゴン受容体欠損マウスにおける受容体の再生実験

アデノウイルスを媒体としてグルカゴン受容体遺伝子（cDNA）を静注。注射3日目に受容体遺伝子 mRNA は最高となり、その後減衰。それに遅れて受容体が再生され、7日目にグルカゴン効果が最大となり、血糖が 470 mg／dℓに上昇。しかし9日目以降には血糖は前値に戻りました。

そのことを示す証拠に、受容体遺伝子の活動を伝えるメッセンジャーRNAの増加が認められました（図16）。すなわちこのマウスの体内でグルカゴン受容体が再び合成されたのです。

その結果、アデノウイルスを注射した3日以降には、正常だった血糖が上昇し始め、7日後には470mg／dℓに達し、ついに糖尿病になったのです!!

勿論、普通のアデノウイルスを感染させたのでは、このようなことは起きません。

この動物の膵島α細胞は健在で、グルカゴンの働く受容体が無いために血中にグルカゴンが溢れていたところに受容体が復元され、グルカゴンが働き始めると、肝臓から糖が引き出され著しい高血糖が出現したのです。

アデノウイルスによるグルカゴン受容体遺伝子（cDNA）の静注効果は長続きせず、注射3日目に受容体のmRNAは最高となり、その後減衰して行き7日目には測定不能になりました（図16）。

それを受けて7日目にグルカゴンの効果が最大となり、血糖が470㎎／dℓまで上がりましたが、9日目以降にはまた前値と同じレベルの120㎎／dℓに戻ったのです‼（図16）

このグルカゴン受容体の再生実験は劇的で、見事という外はありません。まさにサイエンスを超えたアートと言えるものでした。

これによって、結論が飛躍的に堅固なものになったといえます。

すなわち「グルカゴンの働きが無ければ、インスリンが欠如しても血糖は上がらず、致死的な異化亢進状態であるケトアシドーシス（糖尿病昏睡）は起こらない――グルカゴンの働きが在ってはじめて重症糖尿病が発現する」という結論が議論の余地のないものになったのです。

ただUnger教授らの成績の中で、最も不可解な点はこの動物の耐糖能が正常であったことです。

大量のブドウ糖が血中に入った場合、インスリンがフルに働いて、筋肉をはじめインスリンの標的組織にブドウ糖を速やかに取り込ませます。健常者ではブドウ糖負荷量の50〜70％が筋肉に取り込まれることが示されています（Jacksonら, 1986；Y-Jarvinenら, 1987）。

しかしインスリンが無いこの動物ではブドウ糖は一体どこへ行ったのでしょうか？

この点に関しては次のような事実が参考になります。

すなわち筋肉のインスリン受容体を選択的にノックアウトして、インスリンが筋肉にまったく働かないようにしたマウスをつくってみると、驚いたことに糖負荷後の血糖（耐糖能）は悪化しなかったという成績があるからです（Bruningら, 1998）。また予想されるインスリン抵抗性による高インスリン血症も観られませんでした。

筋肉のインスリン受容体が欠損した場合、ブドウ糖は筋肉以外の組織へ流れ、血糖を上げずに利用されていたことになります。

このことは従来考えられてきたように、血中に入った糖の処理にインスリンを介する筋肉の糖取り込みが絶対的なものではなく、他の組織とくに肝臓や脂肪組織、さらには脳や血球などで十分に代償されることを示唆しているように思われます。

さらにこの点に関しては、肝臓におけるブドウ糖の出納にグルカゴンがどのように働くかを、正常覚醒犬の膵クランプ法で検討したShulmanら（1978）の成績がヒントになるかもしれません。

それによると、門脈血中のインスリンとグルカゴンを基礎レベルに固定した上で、ブドウ糖を外から加えて血糖を100mg／dℓ上げると、肝臓の糖の出納は取り込みではなく、放出を示しました。事実、実験終了の4時間後には肝のグリコーゲン量は減少していました。

一方、インスリンをそのままにして、グルカゴンを基礎レベルから80％低下（76→16pg／mℓ）させると、肝の糖バランスが今度は放出から取り込みに転じたのです。この場合は、実験後の肝グリコーゲン量は増加していました。

このことは、門脈血中のインスリンとグルカゴンが基礎レベルに固定された場合には、肝糖産生は抑制されないため耐糖能が悪化しますが、この場合グルカゴンを抑えると、肝臓がブドウ糖を積極的に取り込む方向に切り替わることを示しています。つまり肝臓からの糖放出はグルカゴンが鍵を握っているのです。

したがってグルカゴンの働きがゼロ（0）のUnger教授らのマウスの耐糖能が正常であったことも、これらの事実からかなり説明がつくように思えます。

Unger教授らも糖負荷後に動物の肝臓と筋肉のグリコーゲン量を比較しています。彼らの動物（β細胞を破壊したグルカゴン受容体ノックアウトマウス）では、β細胞破壊前の対照に比べ、肝臓のグリコーゲンは2・7倍に増加し、筋肉のグリコーゲンは1／3に減少していました。

すなわちブドウ糖は紛れもなく筋肉ではなく肝臓に向かっていたのです。グルカゴンが無い状態では、肝臓からの糖放出は完全に止まり、グルカゴンのもう一つの働きである肝臓への糖取り込みの阻害もなくなるため、インスリンが無くても肝臓は糖を取り込むモードになっていると考えることができます。であるとすれば、Unger教授らの不可解な結果も理解できそうです。

これまでのソマトスタチンを使った多くの成績では、グルカゴンの抑制は高々50%を超えるくらいで、完全にゼロにはなっていません。したがってUnger教授らのマウスのように、グルカゴンのシグナルが完全に遮断された場合には、肝臓の糖取り込みがさらに大きくなる可能性が高いのです。ましてやインスリンが無い状態では、ブドウ糖は筋肉には取り込まれず、肝臓が主な受け皿になると考えられます。

そして何と言っても、第8章の4で述べたHancockらの実験、すなわちα細胞を持たないマウスに、ストレプトゾトシンを注射してβ細胞を破壊した場合（グルカゴンとインスリンの両方がない場合）には、1か月間の観察期間中、食後の血糖がほとんど上がらず、耐糖能が保たれていたという結果が、Unger教授らの成績を支持する最も強力な証左であるのです。

勿論、Unger教授らはこの動物の耐糖能が良好であった原因として、血中にインスリン様作用をもった因子が存在しないかを検討しており、レプチンとＩＧＦ－１（インスリン様成長因子－１）は否定されました。しかしこの動物ではＧＬＰ－１（グルカゴン様ペプチド－１）とＦＧＦ21（線維芽細胞増殖因子21）が、α細胞の過形成に伴って血中に著増していることから、Omarら（2014）は、ＦＧＦ21に対する中和抗体とＧＬＰ－１受容体アンタゴニスト（エクセンディン９－39）をUnger教授らのマウスに投与して、それぞれの働きを消去してみたのです。その結果、各々単独では十分な効果は観られませんでしたが、両者を同時に投与するとこの動物に高血糖と耐糖能障害が現われたのです。したがってこの点は今後さらなる検討が必要となりました。

さてUnger教授らの動物（グルカゴン受容体欠損マウス）では、膵島のα細胞が増加（過形成）を起こすことが特徴ですが、これはグルカゴンのシグナル伝達を遮断した場合に共通して観られる現象で、受容体抗体やアンタゴニストを使った場合でも起きます。

最近、β細胞が高度に消失した状態では、α細胞の一部がβ細胞に分化・転換する現象が観察され、注目されています。

すなわち増生したα細胞の中にグルカゴンとインスリンの両方の顆粒を持った細胞が現れるの

です。

Thorelら（2010）は、β細胞をほぼ完全に破壊したマウスをインスリン注射で飼育していくと、しだいにβ細胞が増加していき、6か月後にはインスリンを中止しても生存可能になりました。10か月後には、前値の10%までβ細胞が再生されていたのです。そしてこのβ細胞はα細胞から転換したことが証明されました。

このように膵島内のホルモン産生細胞はある条件下ではα→β細胞（稀にはδ→β細胞）へ、その形質が転換し得ることが明らかになってきたのです。

グルカゴン受容体アンタゴニストを使うことで、α細胞からβ細胞への転換の確率が増えることも指摘されています。

例えば、マウスのインスリン受容体をブロックすると、血糖が上るとともに、β細胞は3倍に増えましたが、この動物にグルカゴン受容体抗体を入れると、血糖は抑えられ、β細胞はさらにその2倍まで増加しました（Okamoto Hら, 2017）。

したがってインスリンがほぼ完全に欠乏した1型糖尿病の治療としてグルカゴン抑制薬を用いることは、α細胞からβ細胞への形質転換を促進する可能性が出てきたのです。

しかしながら、この場合一番懸念されるのはα細胞の腫瘍化（グルカゴン産生腫瘍）で、今後、長期に亘って多数例での慎重な観察が必要であることは言うまでもありません。

Unger教授はCherringtonとの共著論文（2012）で、以下の様に述べています。

グルカゴンはこれまで糖尿病には小さな貢献しかしていないとしてほとんど無視されてきましたが、ここでわれわれは、糖尿病は「インスリンの欠乏」より「グルカゴンの過剰」の方が大きな問題であり、糖尿病をグルカゴン中心に再構築したいと提唱しました。

その根拠として

i．グルカゴンは、インスリン欠乏の異化症状である肝の糖産生とケトン体産生の亢進を再現できる

ii．コントロール不良のすべてのタイプの糖尿病に、高グルカゴン血症が存在する

iii．グルカゴンを抑制するレプチン、ソマトスタチンは、インスリンの完全な欠乏である1型糖尿病の高血糖を下げることができる

iv．インスリンをほぼ完全に消失させても、グルカゴンが働かなければ糖尿病は起きない

v．正常膵をインスリン抗体で潅流すると、急激にグルカゴンの分泌が高まる

などの事実は、グルカゴンが糖尿病の病態の中心に在ることを示しているからです。

第9章　変わる糖尿病治療：グルカゴン抑制薬の最前線

1．1型糖尿病のレプチン治療

脂肪細胞でつくられ、血中に分泌されるレプチンは、抗肥満や抗糖尿病作用など広範なエネルギー代謝の調節に働いています。

実はこのレプチンに、インスリンと同様に強力なグルカゴン抑制作用のあることが分かったのです。

ここに未治療で、ケトアシドーシスのために瀕死の状態にあった1型糖尿病動物が、インスリンを使わずに元気に生き返ったという信じがたい驚きの報告があります（Yu, Unger ら, 2008）。自然発症の1型糖尿病マウス（ＮＯＤ）と、ＳＴＺあるいはアロキサンの投与で重症の糖尿病にした2型のモデルラット（ＺＤ）に、レプチン遺伝子のｃＤＮＡを組み込んだアデノウイルスを注射して、体内でレプチンをたくさんつくらせたのです。

その結果、1型モデルマウスの高血糖（６００㎎／dℓ）とケトン体の増加はアデノウイルス注射9日後には正常化し、インスリン無しで動物は正常血糖を10日間維持し、その後血糖は徐々に上がって行きましたが、外見上は全く正常と変わりなく、25週間生き続けました。

何もしない動物はすべて30日以内にケトアシドーシスで死にました。

一方、β細胞を破壊した２型モデルラットの血糖は４００～５００㎎／dℓを超えましたが、こちらもアデノウイルス注射後10日以内に血糖は正常化し、以後30～80日間持続しました。両動物の血中レプチン濃度は注射後３日目でピークとなり、以後漸減していきました。血中グルカゴンは両群とも当初は高値（平均１７５と６４９pg／mℓ）でしたが、アデノウイルス注射30日後にはそれぞれ69と46pg／mℓに正常化していました。レプチンのグルカゴン抑制効果はかなり遷延したことになります。

一方、血中インスリン、膵のプレプロインスリンｍＲＮＡは測定感度以下で、これらの動物ではインスリンはまったくつくられていませんでした（ただしインスリン様成長因子ＩＧＦ－１の増加が観られましたが）。

これらの成績は、自己免疫（ＮＯＤマウス）であれ、化学物質（ＺＤラット）であれ、β細胞の破壊により発症した重症糖尿病が、まったくインスリンを使うことなく、二次的に生じた高グルカゴン血症を抑えるだけで、治療ができることを初めて証明した成績でした。

ヒトへの応用を考えると、レプチン遺伝子を用いることには問題があるため、遺伝子組み換えで合成したレプチンそのものの効果が引き続き検討されています（Wang, Ungerら, 2010）。

1型糖尿病のNODマウスにミニポンプを留置し、レプチンを12日間にわたって微量注入しました（対照は生理食塩液）。

インスリンは皮下に徐放型のペレットとして埋め込み、生理食塩液群、インスリン群、レプチン群の3つの処置群で12日後のデータを比較しました。

その結果、平均血糖値は対照の生理食塩液群で600㎎／dℓ以上に上がったのに対して、インスリン群で160㎎／dℓ、レプチン群で88㎎／dℓ、平均のHbA1cはそれぞれ6・6％、3・8％、3・4％と、血糖コントロールはレプチン群で最も良好でした。

血中インスリンの平均値（ng／mℓ）はインスリン群（11・45）を除いて、レプチン群（0・06）と対照群（0・04）はきわめて低値でした。

一方、血中グルカゴンの平均値（pg／mℓ）は対照群の392に比べ、インスリン群とレプチン群でそれぞれ54、79と抑えられていました。

血中遊離脂肪酸、ケトン体、中性脂肪、コレステロールのすべてが対照に比べレプチン群で有意に低値でした。

食べた餌の量、体重および肝臓の中性脂肪量は、レプチン群でインスリン群に比べて減少していました。肝臓のグリコーゲン量は、レプチン群とインスリン群で対照に比べ増加していました。

すなわちここでも、血糖が６００㎎／dℓ以上の重症糖尿病がインスリンを使わずに、レプチンでグルカゴンを抑えるだけで治療が可能であることが示されたのです。

そしてレプチンの効果は、血清脂質や体脂肪の改善まで幅広く認められました。

次に、Unger教授らは同じく1型糖尿病のモデルマウスを使って、インスリンとレプチンの併用効果を観察しています。

留置したミニポンプからレプチン（または対照として生理食塩液）を持続注入し、対照群ではインスリンを1日2回皮下注射しましたが、レプチン群ではその10分の1量のインスリンを同様に注射しました（図17）。

その結果、対照のインスリン単独群では、血糖がスパイク状に激しく変動（80～６００㎎／dℓ）しましたが、レプチンと少量のインスリン併用群では、血糖変動の振幅がきわめて小さくなり、２００㎎／dℓ以下に抑えられました。

血中グルカゴンの濃度（pg／㎖）は、インスリン単独群で平均１４０に対してレプチン併用群では平均52と約3分の1まで抑えられていました。

ヒトにおいても、インスリン分泌が枯渇した1型糖尿病では、グルカゴンが暴発的な異常分泌

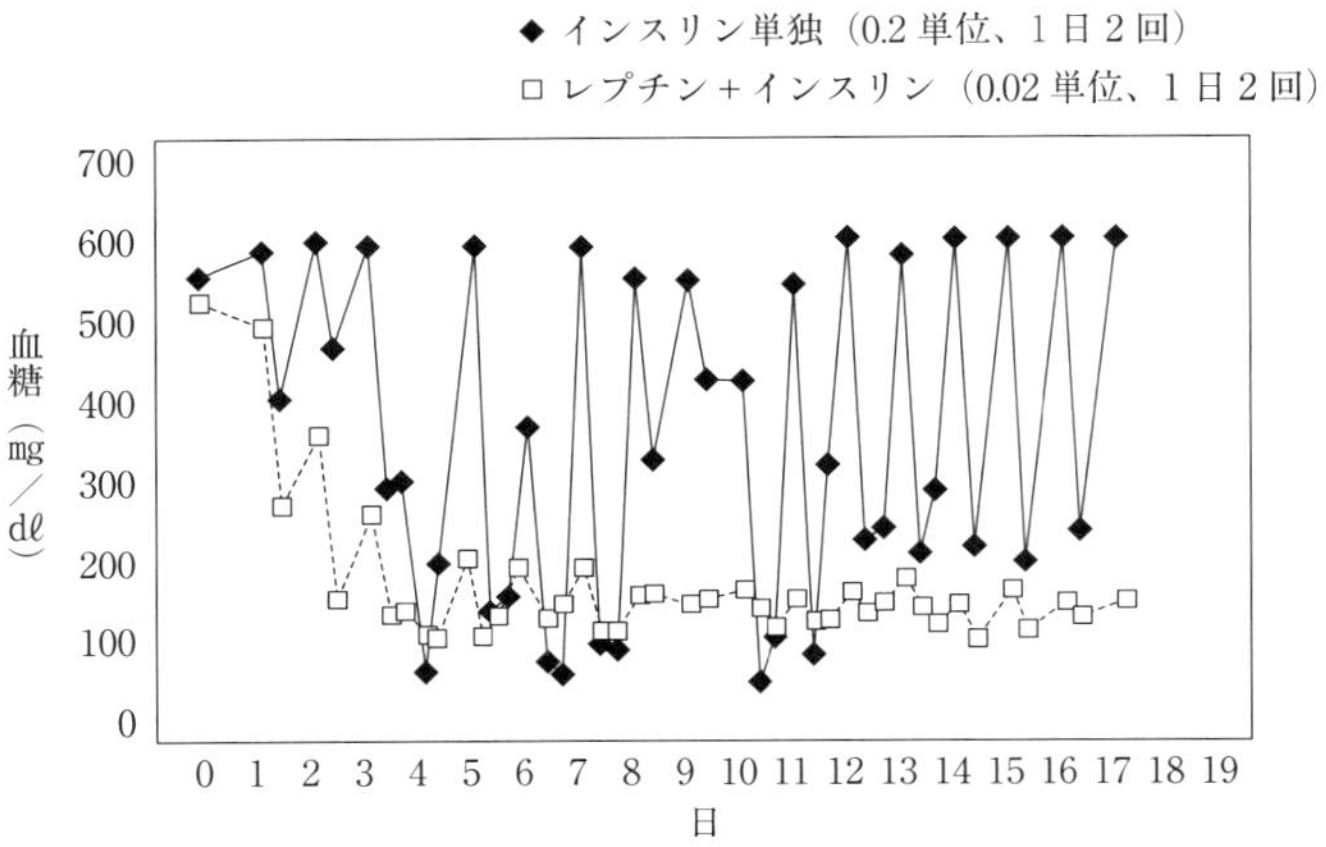

図 17　インスリンとレプチンの併用療法

1 型モデルマウス（NOD）に、通常量のインスリン単独とその 10 分の 1 のインスリンにレプチンを併用した場合の血糖変動を、比較しました。併用療法で血糖の著しい変動が是正されました。Wang、Unger ら、Proc Natl Acad Sci USA（2010）

を繰り返すために血糖のスイング（アップ／ダウン）が激しくなります。このグルカゴンの異常分泌をレプチンが抑えることによって、インスリンを10分の1に減らしても血糖が安定して劇的な改善が得られることを示したのです。

　インスリンの発見以来、最も恐ろしい糖尿病昏睡は、インスリンだけがこれを救うことができると信じられてきましたが、そうではなかったのです。

　病因の異なった重症糖尿病動物で、インスリンを使うことなく、レプチン単独で高血糖を正常化し、かつ死が間近に迫った末期の糖尿病状態から回復させることができたという報告は、臨床医にはにわかに信じがたい奇跡だったのです。

ここでもグルカゴンの抑制が鍵だったのです。

ヒトにレプチンの長期効果を検討した成績があります（Ebiharaら, 2007）。体の中に脂肪細胞がほとんど無い激やせの全身性脂肪萎縮症（リポジストロフィー）という病気は、高度のインスリン抵抗性糖尿病、高中性脂肪血症、脂肪肝などを特徴とする先天性あるいは後天性の症候群ですが、レプチンが有効ですでに治療薬として使われています。

ここではとくに糖尿病に対する効果を紹介しましょう。

７人の糖尿病（平均ＨｂＡ１ｃ９・３％）を有するリポジストロフィー患者にレプチン（遺伝子組換え型メチオニルヒトレプチン）を皮下注射すると、１週間内に空腹時血糖は平均１７２から１２０㎎／dℓに、中性脂肪は７００から２６０㎎／dℓに著明に低下しました。１か月後には耐糖能の改善が、そしてその後脂肪肝も解消しました。

３年間の長期治療で、血圧の上昇はなく、腎症のアルブミン排泄率は減少し、神経障害や網膜症の悪化は認められませんでした。

本論文ではグルカゴンへの言及はありませんが、空腹時血糖の改善が早いことから、グルカゴンの抑制効果であろうと想定されます。

2. グルカゴン抑制薬としてのGLP－1

(1) 2型糖尿病に対する効果

今日、2型糖尿病の治療に汎用されているインクレチン薬は、インスリン分泌の増強とグルカゴン分泌の抑制がほぼ同等にその血糖降下作用に働いているとされています（Hare, Holstら, 2010）。

もともとは血糖依存性にインスリン分泌の増強を狙って登場しましたが、後で述べるようにインスリンをつくれない1型糖尿病でも有効であることなどから、GLP－1はグルカゴンの抑制薬としての働きが注目されたのです。

現在、2型糖尿病に使われているGLP－1の誘導体（受容体作動薬）リラグルチドの初期臨床試験の成績もそのことを示しています（Degnら, 2004）。すなわち13人の2型糖尿病患者に、本薬あるいは偽薬を二重盲検クロスオーバー方式で、1日1回7日間皮下注射しました。

その結果、偽薬群に比べ24時間の血糖プロフィール（日内変動）は有意に低くなり、グルカゴンの分泌量（曲線下面積）も減少しました。またL－アルギニンに対するグルカゴン分泌反応、肝糖産生も有意に減少しました。

一方、24時間の血中インスリン、遊離脂肪酸の動きには変化はありませんでした。

このことから、リラグルチドの血糖改善効果は、インスリンの分泌増強よりもグルカゴンの抑制にあると結論されたのです。

(2) １型糖尿病に対する効果

１型糖尿病患者さんのインスリン治療にGLP－1薬を上乗せした成績があります。

①Varanasiら（2011）は、強化インスリン治療で血糖コントロールが良好な14人の１型糖尿病患者さんにリラグルチド（GLP－１受容体作動薬）を７日間併用して、効果を観ました。その結果、１週間の平均空腹時血糖および随時血糖は有意に下がりました。また持続血糖モニタリングで調べた血糖変動も有意に小さくなり、インスリン必要量も基礎インスリンで平均８単位、追加インスリンで平均７単位少なくなりました。

②Kielgastら（2011）は、１型糖尿病患者の中、まだβ細胞機能が若干残っている10人（C－ペプチド＋群）と機能が完全に廃絶した19人（C－ペプチド－群）を対象に、４週間インスリ

ン治療にリラグルチドを上乗せした場合と上乗せしない場合で比較しました。その間の食事および身体活動は統一されています。

その結果、併用群（上乗せした場合）ではβ細胞機能の有る無しに関係なく、同等にＨｂＡ１ｃが低下し、インスリン必要量も体重１kg当たり０・１～０・２単位減りました。低血糖も少なくなり、体重は２～３kg減少しました。β細胞機能が残存していた２人は、インスリンを完全に中止しても血糖コントロールの悪化はみられませんでした。

この結果は、インスリン分泌能の有無にかかわらず同等の血糖改善効果がみられたことから、グルカゴンの抑制によるものであることを強く示唆しています。

ＧＬＰ－１薬に関しては、さらに新たな試みがあります。

ＧＬＰ－１のアミノ酸構造がグルカゴンと約50％共通していることに着目して、グルカゴン受容体には阻害薬（アンタゴニスト）、ＧＬＰ－１受容体には作動薬（アゴニスト）として働くハイブリッドペプチド（ＤＡＰＤ）、およびその作用を延長させるためにポリマーを結合させたＰＥＧ－ＤＡＰＤがあります。これらはＧＬＰ－１と比べ、いずれも効果の上で優位性が認められています。

　またＧＬＰ－１とグルカゴンの両方のアゴニストも注目されています。これはグルカゴンの中枢神経系に対する作用が加わって、ＧＬＰ－１アゴニストと比べ食餌摂取量が少なく、エネルギー消費が高まって、体重減少効果が有意に大きく（２週間の減量率：12％ｖｓ25％）、脂質代謝も良好となり、一方、耐糖能は予期に反して同等に改善することが示されています。これらも今後期待が持たれる薬剤候補です。

3．グルカゴン受容体アンタゴニスト

　経口投与可能な非ペプチドの小分子アンタゴニストの中で、最近、リリー社の選択的なアンタゴニスト（ＬＹ２４０９０２１）を、２型糖尿病患者に投与したこれまでで最大規模の臨床成績が報告されています（Kazdaら, 2016）。

　１９１人の2型糖尿病患者（ダイエットまたはメトホルミン治療中で、ＨｂＡ１ｃ７・０－10・5％）に、１日2・5～20㎎を24週間に亘って投与した結果、ＨｂＡ１ｃは用量依存的に低下し、最大で０・９２％減少しました（対照は０・１５％）。患者の３分の１がＨｂＡ１ｃ６・５％以下に、半分が７・０％以下にコントロールできました。

副作用としては、他のアンタゴニストで問題になったＬＤＬ（悪玉）コレステロールの増加は認められず、肝酵素ＡＬＴの平均増加は軽度（10Ｕ／Ｌ以下）でしたが、うち８人に正常上限の３倍を超える異常高値が認められています。これに関しては米国食品医薬品局（ＦＤＡ）が定める薬剤性肝障害には当たらないとされ、マウスやサルの成績からグリコーゲン蓄積症の可能性が示唆されています。これはグリコーゲンの分解を促進するグルカゴンの働きをブロックした結果であり、グルカゴンアンタゴニストに付いて回る宿命的な副作用となりそうです。

自覚的な低血糖は４例に経験され、いずれも軽症で、かつグルカゴンの注射が有効でした。アンタゴニストで治療中の低血糖でもグルカゴンが有効であることは臨床的に重要なポイントで、完全にグルカゴンの働きがブロックされていないことを示しています。

日常診療に期待の持てるグルカゴン受容体アンタゴニストが手の届く処まで来ているのです。

４．アミリン類似体

β細胞からインスリンと同時に分泌されるアミリン（37個のアミノ酸からなるペプチド）のアナログ（欧米ですでに使われているプラムリンチド）を、１型糖尿病患者さんにインスリンと併用した成績があります。

インスリンを持続皮下注入している18人の1型糖尿病患者さんに、毎食前にプラムリンチドを4週間にわたって注射し、血糖変動を持続血糖モニタリングで5分おきに測定しました。

その結果、プラムリンチド投与前には正常血糖域に入った頻度は28％でしたが、投与後にはそれが37％に増加し、食前のインスリン必要量が17％減少しました。しかし中止6週間後には元に戻りました。プラムリンチド投与中、血中グルカゴンは有意に低下し、プラムリンチドの血糖改善効果はグルカゴンの抑制によるものとされました。

さらにレプチンとアミリンのダブルアゴニストの成績が出ています。

両者は類似の作用を持っていて、いずれも中枢に働いて食欲抑制、体重減少と食後のグルカゴン分泌を抑え、血糖を改善します。

加えてレプチンはエネルギー消費を高め、アミリンは胃排出を抑えて食後血糖の急峻な上昇を防ぎます。

この様に、レプチン、GLP−1アナログ、グルカゴンアンタゴニストやアミリンなどを、インスリンと併用する（1型糖尿病）あるいは経口血糖降下薬と併用する（2型糖尿病）ことで、従来のインスリン単独の治療に比べて格段の効果を上げることができるのです。

グルカゴン抑制薬が臨床に登場するにはまだまだ越えなければならない問題が少なくありませんが、近い将来治療に新たな道を開く革新的治療薬になることは間違いありません。

附）　グルカゴンの抑制につながる食事の摂り方

それでは薬を使わずに、食事を工夫することで、グルカゴンの抑制ができないものでしょうか？

そのように考える読者は決して少なくないと思い、この一章を付けました。

結論的に言って、その可能性が残されているのです。

現在、2型糖尿病の治療に広く使われているインクレチン関連薬は、インスリン分泌の増強と、グルカゴン分泌の抑制を狙った薬剤であることを考えれば、腸管から出る善玉インクレチン（GLP－1）に的を絞った食事の摂り方が治療的アプローチになりうるのです。

GLP－1は食事によって下部腸管から分泌され、インスリン分泌を増幅し、グルカゴン分泌を抑制する他に、脳を介して食欲を抑え、胃排出を遅らせることで食後の過血糖を防ぎ、少なくともマウスやラットではβ細胞の増生・保護作用がみられるなど、糖尿病の治療にとってまさに理想的といえるホルモンで、食事の介入が可能なのです。

それでは先ず糖代謝において、インクレチンがどれだけの効果を上げているかを検証してみましょう。

1. 糖尿病ではインクレチン効果が落ちている

ブドウ糖を口から飲んだ場合と注射で与えた場合では、同じ血糖の高さ（すなわちβ細胞に対するブドウ糖刺激の大きさは同じでも）、前者（経口投与）でインスリン分泌が格段に大きくなります（インクレチン効果、図11）。従ってその分血中に入ったブドウ糖を多く処理することができるのです。

これはブドウ糖が腸管を通ることで、インクレチン（GIPやGLP－1）を刺激し、インスリン分泌を増幅するからです。

Baggerら（2011）は、2型糖尿病患者と健常者の各8人でインクレチン効果すなわち両経路による糖処理能の差を比較しました。

それによると、健常者では経口のブドウ糖負荷量を25g、75g、125gと増加しても血糖の山はほとんど変わらず、糖処理能はそれぞれ平均で36％、53％、65％と負荷量に比例して増加しました。

一方、2型糖尿病患者ではブドウ糖の負荷量に比例して血糖の山が高くなり、糖処理能はそれぞれ0％、11％、36％ときわめて低い値でした。

もう少し分かりやすく言うと、125gの経口負荷の場合、経静脈的に同一の血糖の山を再現するには、健常者では44g、糖尿病患者さんでは79gの糖が必要でした。このことは健常者では125g－44g＝81g（64・8％）の糖が腸管因子の働きで処理されたのに対し、糖尿病患者さんでは125g－79g＝46g（36・8％）しか処理されなかったことになるのです。

このように、糖尿病患者さんでは健常者に比べ腸管因子の働き（＝インクレチン効果）がかなり落ちており、これを回復させる方法として食事の工夫をする価値はあるのです。

2. GLP－1は善玉インクレチン、GIPは悪玉インクレチン

現在までに上部腸管（十二指腸と上部空腸）に多く存在するK細胞から出るGIPと、下部腸管（回腸と大腸）に密集して存在するL細胞から出るGLP－1の2つが主なインクレチンとして知られています。中間部の腸管からはGIPとGLP－1の両方を分泌するK／L細胞が存在し、その他にも糖代謝に関係する腸管ホルモンとしてPYY、CCKなどがあります。

ＧＩＰとＧＬＰ－１の２つはインクレチンの定義に合致して血糖が高い時のみにインスリン分泌を増強し、β細胞の保護・増生作用を共有していますが、その他の働きは異なっています。

例えばインスリン分泌増強作用は、健常者において両者は同等であっても、２型糖尿病患者さんではＧＩＰの効果はきわめて弱いのです。

中でも対照的なのは、グルカゴンに対する作用で、ＧＬＰ－１はグルカゴン分泌を抑制するのに対して、ＧＩＰはグルカゴン分泌を促進します。

グルカゴンに対する作用の違いが臨床効果を大きく分け、ＧＬＰ－１のみが治療薬として開発が進んだのでした。

この他にもＧＬＰ－１は、脳に働いて胃内容の排出を遅らせ、食後血糖の急上昇を防ぐ作用、満腹感を高め、摂食量を抑えて体重を減らす効果など、糖尿病治療に好ましい点をたくさん持っています。

一方、ＧＩＰはこれらの作用は少なく、脂肪の蓄積、肥満、インスリン抵抗性を助長します。

したがって糖尿病治療の観点から、特にグルカゴンの分泌を高めるＧＩＰを〝悪玉インクレチン〟、グルカゴン分泌を抑えるＧＬＰ－１を〝善玉インクレチン〟と呼ぶことにします。

実は、そう呼びたい理由がもう一つあるからです。

それは高度の肥満症に対して行われる胃のバイパス手術（最近では糖尿病や脂質の改善効果が大きいため、代謝手術《メタボリックサージャリー》と呼ばれる）の効果です。

胃と十二指腸を分断して、胃と空腸をつなぐ手術（食べ物は十二指腸を通らずに空腸へ進む）と、一方、胃を縮める手術（バンドで胃を圧迫またはバナナ状に細くする）や胃と十二指腸の連続性を残したまま胃と空腸をつなぐ手術（食べ物の一部は十二指腸を経由して正常に進む）では、減量効果の上にはさほど大きい違いはありませんが、驚いたことに糖代謝の面で、顕著な差が見られるのです。

すなわち食事が十二指腸を通過しないようにした前者の手術では糖尿病が劇的に改善し、かなりの例で糖尿病が完全寛解《かんかい》に至りました。

しかもこの効果は多くの場合、体重減少に先行して術後数日から数週間以内に現れます。

Rubinoら（2008）によれば、2型糖尿病のモデル動物で、図18に示すように、単純に胃と空腸をつないだAでは糖代謝の改善率が低いのに対して、食事が十二指腸を通らないように胃と空腸をつないだBでは、糖尿病の改善が顕著でした。

さらにBの動物の胃と十二指腸を再びつなぎ合わせ、食事の一部が十二指腸を通るようにする

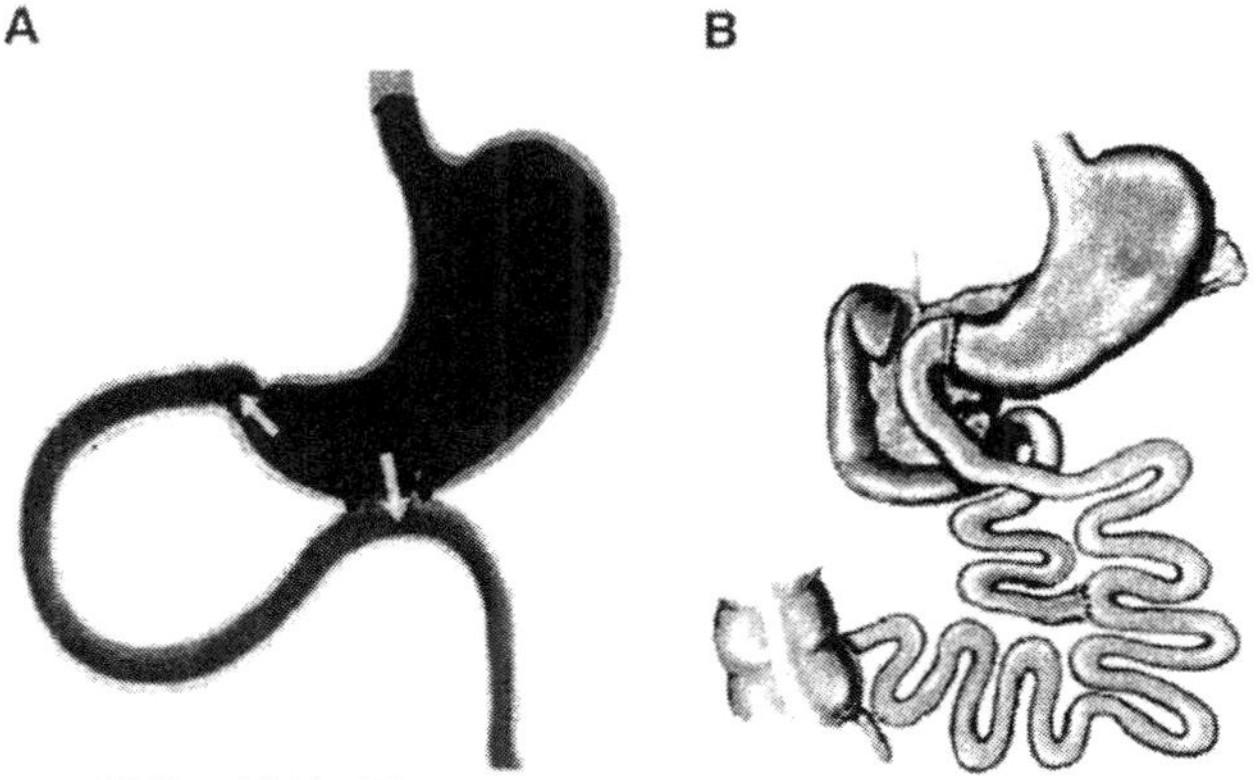

図18　肥満の外科手術の術式

肥満手術の術式の中で、Ａタイプに比べ食事が十二指腸を通らないようにバイパスするＢタイプで糖尿病が著しく改善または完全寛解を示しました。

と、たちまち糖尿病が悪化し、一方、Ａの動物で十二指腸を食事の通路から外すと、糖尿病が著明に改善したのです。

この事実から、十二指腸をバイパスすることが耐糖能の改善に大きく働いていることがわかります。

ここに１３６の研究（対象者２２０９４人の２型糖尿病患者）を統合して解析した報告があります（Buchwaldら, 2004）。

それによれば肥満手術を受けた86・０％で糖尿病の改善が観られ、76・８％では糖尿病が完全に寛解したのです。完全寛解とは治療薬から解放され、耐糖能（ブドウ糖負荷試験）が正常化することです。

この完全寛解は、胃のバンディング（胃の内腔縮小術）では48％にしか観られなかったのに対して、胃と十二指腸を切り離す手術では何と84%の高率に認められています。前者は高度肥満が解消した減量効果だと考えられますが、Bタイプの十二指腸バイパス手術による顕著な糖尿病の改善が、果たして何によってもたらされるのかは未だ明らかになっていません。この手術では、食物の消化・吸収に必要な膵液との会合が遅れ、そのため未消化のまま下部小腸〜大腸に達することが、善玉インクレチン(GLP－1)の分泌を高めることに繋ったのか、或いは腸－肝循環を逸れた高濃度の胆汁酸塩が遠位の腸管に作用したからかも知れません。さらには十二指腸から出る未知の抗インクレチン(GLP－1と反作用をもった因子)が除外されるためとの仮説を提唱する研究者もいます。

いろいろ検討された中に、意外な成績がありました。それは寛解例において血中GLP－1が10倍にも著増しており、これが腸管のL細胞ではなく、膵島のα細胞由来であるということです。術後早期にβ細胞がパラクリンを介してα細胞にGLP－1産生のシグナルを出しているというのです。事実、α細胞には通常みられないGLP－1へのプロセッシング酵素PC1／3が発現していました。α細胞にはグルカゴン、GLP－1の両者に共通したプログルカゴン遺伝子があるわけで、PC1／3が誘導されれば、グルカゴンではなくGLP－1の産生が高まり、その結果として糖代謝の劇的な改善がもたらされたと説明されています(Garibayら, 2018)。

現在の糖尿病治療の総力をもってしても完全寛解に導くことなど、夢の夢であることを思えば、これは大変な効果であり、糖尿病の治療を考える上で重要な創薬のヒントを与えてくれるように思えます。

3. 糖尿病のグルカゴン分泌異常に悪玉インクレチンの影

糖尿病患者さんでは食事によってグルカゴンが抑えられず、そのため肝糖産生が持続して、食後の血糖を押し上げていることは、これまで何度も述べてきました。

ところが最近、面白い事実がわかってきたのです。

実は、経口ではなく、経静脈的にブドウ糖を注入すると、2型糖尿病患者さんでも、健常者と同じようにグルカゴンの抑制が観られるのです。

この違いは何を意味しているのでしょうか？

Lund ら（2011）は、経口ブドウ糖負荷試験で出てくる腸管ホルモンのＧＩＰとＧＬＰ－１に注目し、これらを経静脈ブドウ糖負荷時に単独あるいは2つを同時に注入してみました。

対象は10人の2型糖尿病患者さんで、先ず経口ブドウ糖負荷試験を行うと、案の定グルカゴンの抑制は観られませんでしたが、経静脈的負荷試験ではグルカゴンは明らかに抑制されたのです。今度は経静脈的負荷時にGIPをブドウ糖液に混ぜて入れるとグルカゴン分泌は増強し、一方GLP－1を入れるとグルカゴンは抑制され、2つを同時に注入するとグルカゴンの抑制反応は観られなくなりました。

したがってこれらの結果から、2型糖尿病の食後のグルカゴン分泌異常（抑制が観られないこと）に、GIPが関係している可能性が高いのです。

驚いたことに、十二指腸を食べものの通過経路から外すことで耐糖能が改善するのは糖尿病患者さんだけで、健常者では悪化することがわかりました。

これらのことを総合すると、食事刺激によって十二指腸から分泌され、健常者ではインスリン分泌を高めるものの、2型糖尿病ではその効果が乏しく、逆にグルカゴンを刺激して血糖を上げる影の存在としてGIPが浮上するのです。

4．腸内細菌の役割

最近、肥満や2型糖尿病の新たな治療戦略として、腸内細菌の役割が注目されています。そのきっかけになったのは、生まれた時から無菌的な環境で飼育されたマウスは、高カロリーの餌を与えても通常に飼育されたマウスに比べ、体脂肪が増えないのです。このマウスに肥満マウスの腸内細菌（便）を移植すると、たちまち体重が増加しました。すなわち腸内細菌が宿主のエネルギー代謝に大きく関わっていることを示す初めての証拠です。腸内細菌が発酵によってつくる短鎖の脂肪酸は、速やかに吸収されてエネルギーに変わりますが、これは宿主の必要エネルギーの5～10％に相当すると言われています。この数字は、例えばランニングを30～60分間した時に消費するエネルギー量に匹敵することを考えるとかなり大きいものであることが分かります。

それだけではありません。腸内細菌に由来する炎症惹起物質ＬＰＳ（死滅した細菌由来の成分リポポリサッカライド）や腸内細菌そのものが宿主の血中および組織に侵入し、これらが原因となってごく低レベルの慢性炎症を引き起こし、インスリン抵抗性や耐糖能障害に繋がることが分かってきました。脂肪組織や肝臓における慢性炎症は肥満、インスリン抵抗性、2型糖尿病やメタボリックシンドロームの基盤病態です。このＬＰＳは脂肪の多い食事を摂ると血中に2～5倍増加します。

肥満者や2型糖尿病患者さんの腸内細菌の構成は健康者とは異なっており、例えばファーミキューテス属とバクテロイデス属の比の増加やビフィドバクテリウム属の減少など、高脂肪食を摂った後の菌叢《きんそう》に似ていると言われています。

これらの腸内細菌叢（多種多様の菌が集落《コロニー》をつくって存在するためお花畑―腸内フローラと呼ばれます）の変化によって、肥満（脂肪肝や内臓脂肪蓄積）や腸粘膜上皮のバリアー機能や免疫能の障害、インクレチンホルモンの分泌異常、そしてLPSの分解酵素（腸型アルカリホスファターゼ）の活性低下などが生じるのです。

したがって腸内細菌の構成を正常化することが、メタボリックシンドロームや2型糖尿病およびそれらに関連する疾患の治療対策になるのです。

腸内環境は食事の介入で変えられるのです。

5. 悪玉インクレチンを素通りし、善玉インクレチンだけを高めるには

食事をすると、血中のGLP－1は15分以内に立ち上がり、ピークの30～60分後には空腹時の

2～4倍に達し、次の食事に向けて漸減していきます。下部腸管から出る善玉インクレチンの反応が早いのは、神経（副交感神経）による調節も働くからです。

GIPもほぼ同じパターン（血中動態）を呈します。

一方、両者の分泌を刺激する栄養素の選択性は乏しく、ほとんど差は観られません。糖質と脂肪が強い刺激で、蛋白はやや弱い刺激のようです。

インクレチンホルモンの分泌は食事内容が腸管のあるレベルに届いたことで始まるのではなく、その場所での消化・吸収速度に依存しているようです。

したがって上部消化管で消化されずに大腸まで到達し、腸内細菌で発酵を受ける食物が理に適っているのです。この点は後で述べるように腸内細菌が極めて大きい力を発揮してくれ、救世主となってくれるのです。

以下に善玉インクレチン（GLP－1）の分泌に関係するいくつかの成績を紹介しましょう。

(1)胆汁酸の効果

肝臓は血中のコレステロールを胆汁酸として十二指腸に出していますが、このかなりの部分は腸管から再び吸収されて、肝臓に戻ります（コレステロールの腸‐肝循環）。

胆汁酸の吸着剤コレスチラミンは、腸管内で胆汁酸を吸着して腸‐肝循環を断ち、便中に出すことで肝臓での胆汁酸の合成を高め、その結果、血中コレステロールを低下させる薬剤ですが、近年、これを使うと糖代謝が改善するという報告が相次いだのです。

その機序の一つは、吸着剤が胆汁酸を遠位の腸に運び、善玉インクレチン（ＧＬＰ‐１）の分泌を刺激するためとされています。

この点に関して、面白い成績があります。

実は、ヒトではＧＬＰ‐１とＰＹＹを分泌するＬ細胞の数とホルモン含量は、直腸が最も多く、十二指腸の１００倍と言われています。

Adrianら（2012）は、10人の2型糖尿病患者さんに胆汁酸のタウロコール酸を直腸に注入して、インクレチン効果を検討しました。

その結果、胆汁酸は注入量に比例してＧＬＰ‐１とＰＹＹの分泌を最大でそれぞれ7・2倍と4・2倍刺激し、それに伴ってインスリンは2・6倍増加したのです。血糖値は最大で68㎎／dℓ下がりました。

これは目を見張る効果です。今後、体内の生理的物質である胆汁酸あるいはその類似物が、坐薬のかたちで糖尿病治療薬として臨床に登場するかも知れません。

(2)オリーブ油の有効性

オリーブ油はオレイン酸（1価の不飽和脂肪酸）を多く含みますが、これを沢山使った地中海食の効果を、11人の糖尿病予備軍を対象に検討しています。

①高炭水化物食、②オリーブ油が多い地中海食、③多価飽和脂肪酸が多い食事の3つを、28日間のクロスオーバー（全員が順不同にすべての食事を摂る方式）で与えました。その結果、体重、エネルギー消費率に差はみられませんでしたが、空腹時血糖は②と①で低くなり、インスリン感受性は②で改善し、ＧＬＰ－１の反応は②と③で高くなり、ＨＤＬ（善玉）コレステロールは②で増加しました。

このように、オリーブ油を多く使う②の地中海食は、食後の血糖を下げ、インスリン感受性とＧＬＰ－１を高め、血清脂質を改善したことから、２型糖尿病や冠動脈疾患の予防に有効とされました。

⑶ポリフェノール類

従来、抗酸化や抗炎症作用によってβ細胞の保護とインスリン抵抗性を改善し、抗動脈硬化的に働くことが知られていたポリフェノール類の中には、インクレチンの分解酵素（ＤＰＰ－４）を阻害する作用のあることが注目されています。すなわち分解酵素からＧＬＰ－１を守って、その作用を長続きさせるというのです。中でも強力なのは赤ワインに多いレスベラトロールです。

⑷レジスタントスターチ

レジスタントスターチはヒトの小腸では消化されず、大腸に届くでんぷんおよびその分解物の総称です。したがってでんぷんでありながら、エネルギーになりにくく、生活習慣病の予防や特に腸内細菌に対して良い影響を与えることから、現在最も有望な食材として注目されています。

レジスタントスターチ（ＲＳ）は消化されないメカニズムによって次の４つのタイプに分類されます。

ＲＳ１：穀類のように硬い細胞壁に包まれているため、消化酵素がでんぷんに届かないタイプ（例：オオムギ、玄米、パスタ、全粒小麦、種子類、豆類など）

ＲＳ２：アミロースなどでんぷん粒子自体がもともと消化されにくいタイプ（例：いんげん豆、

表2　食品中に含まれるレジスタントスターチ

食品	レジスタントスターチ含有量（食品100gあたり、グラム）
ライ麦パン（全粒粉）	3.2
トルティーヤ（とうもろこし）	3.0
オールブラン（ケロッグ）	0.7
コーンフレーク	3.2
グラノーラ	0.1
オーツブラン（シリアル）	1.0
ポテトチップス	3.5
バナナ（生）	4.0
パスタ（小麦、調理済）	1.1
白米（長粒種、調理済）	1.2
インゲン豆（調理済）	2.0
ポテトサラダ	1.0

MaryMら：J Am Diet Assoc 2008

とうもろこし、じゃがいも、さつまいも、おから、ごぼう、グリーンピース、グリーンバナナなど）

ＲＳ３：冷やごはんや春雨のように一度加熱されて糊化した後、冷める過程で一部のでんぷんが再結晶して消化されにくい構造に変化したタイプ（例：パスタ、冷やご飯、春雨、ライ麦パン、おにぎり、そば、冷やし中華、ポテトサラダなど）――冷やすとでんぷん質中のレジスタントスターチの量が増えます。難消化再結晶アミロースはトクホの関与成分として使われています。

ＲＳ４：加工でんぷんの一種で、でんぷんを化学修飾することで消化されにくくなったタイプ（例：オールブラン、コーンフレーク、

グラノーラ、オーツブラン、ポテトチップスなど）

表2にレジスタントスターチを多く含む食品とその含有量を示しました。

レジスタントスターチを摂取することのメリットには次のことが挙げられます。

①血糖値を下げる

レジスタントスターチは消化酵素（アミラーゼ）によって分解されにくく、糖が吸収される上部小腸を素通りするため、血糖の上昇が抑えられます。

②腸内発酵

大腸に届いたレジスタントスターチは腸内細菌によって発酵を受け、短鎖（炭素数6以下）の脂肪酸に変わります。その主なものは、酢酸（60％）、プロピオン酸（25％）、酪酸（15％）などの有機酸で、これらが腸内を弱酸性に維持して病原菌の増殖を防ぎ、短鎖脂肪酸の産生菌を増やすのです。高繊維・低脂肪食が短鎖脂肪酸を増やすことを示す多くのエビデンスがあります。

実はこの発酵によって生じた脂肪酸が、驚くほど多様な作用を発揮します（図19）。すなわち大腸粘膜細胞のエネルギー源となり、粘膜のバリアー機能を正常に保ち（主として酪酸）、さらに体内の循環に入って肝臓（プロピオン酸）や末梢の脂肪組織（酢酸）などで利用され、炎症性サイトカインを抑え、レプチンの発現を高め、脂肪の合成を抑えて酸化を促進し、イ

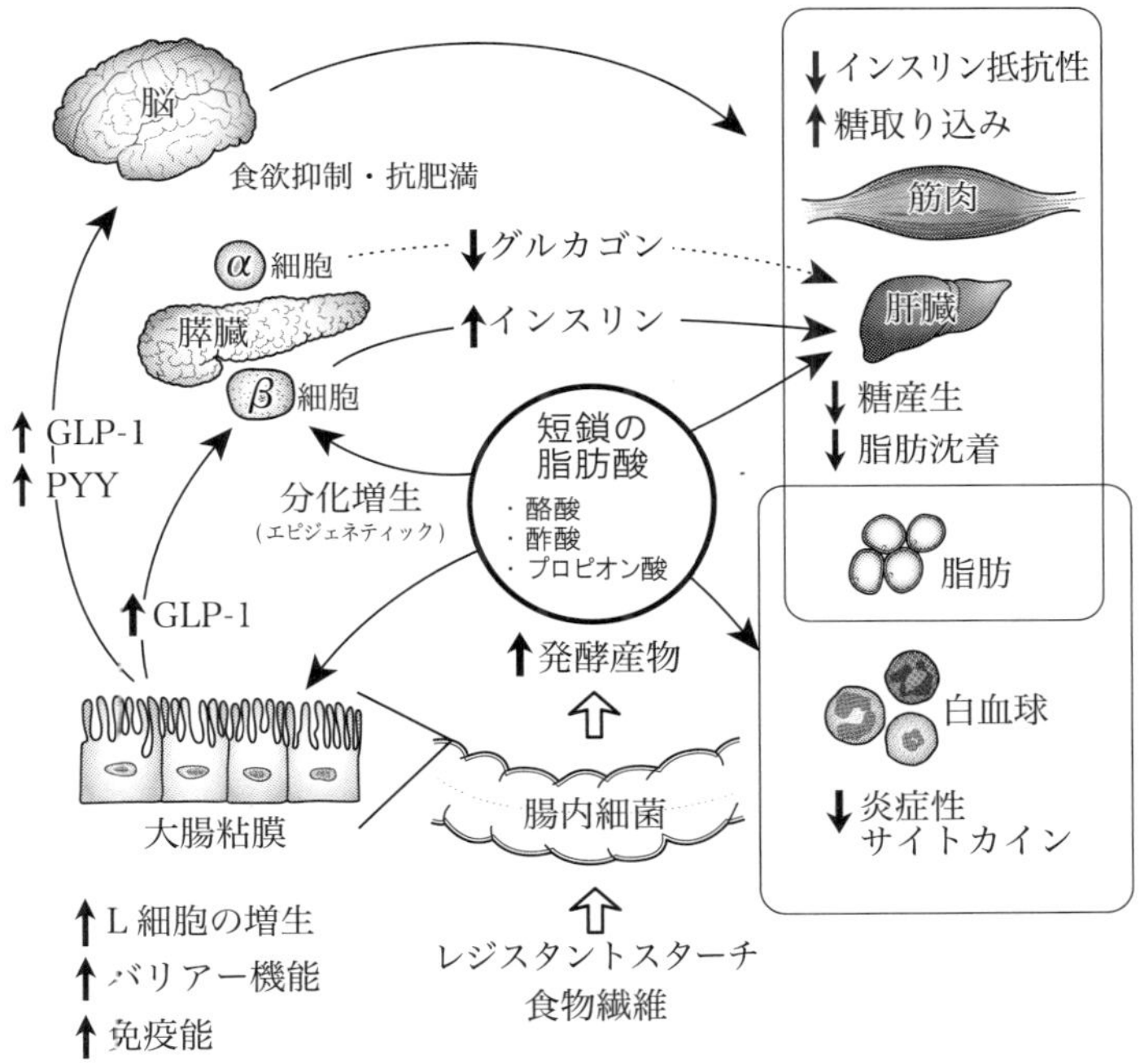

図19　腸内細菌の発酵により産生される短鎖脂肪酸の多彩な働き

Puddu ら、Mediators Inflamm, 2014を改変

ンスリン感受性を高め、血糖および血中遊離脂肪酸やコレステロールを下げるのです。

これらの作用の多くは、短鎖の脂肪酸が善玉インクレチン（ＧＬＰ－１）の分泌を高め、代謝の総元締めであるＡＭＰキナーゼを活性化することから説明されます。善玉インクレチンを分泌するＬ細胞にはこれらの短鎖の脂肪酸に対する受容体がたくさん見つかっているのです。

③食欲・空腹感の抑制

レジスタントスターチをたくさん摂ると、食欲を抑え、次の食事の摂取量を抑えます（セカンドミール効果）。これもＬ細胞から分泌されるＧＬＰ－１とＰＹＹが増加し、脳の食欲中枢を抑えるからです。

④摂取カロリーの抑制

レジスタントスターチはでんぷんとして上部の腸管で消化されず、大腸の発酵によって短鎖の脂肪酸として吸収されるため、１ｇ当りのカロリーは２キロカロリーと、通常のでんぷんの半分です。

このように上部腸管（悪玉インクレチン）を素通りして大腸に達し、腸内細菌の発酵を助けるレジスタントスターチ（註）や食物繊維は、有益な短鎖脂肪酸の産生を高め、善玉インクレチンの分泌を促すことから、血糖管理の上からも重要なアプローチになるのです。

それではこれまでに善玉インクレチン（GLP－1）との関係で検討された成績を紹介しましょう。これらの中にきっと参考となる食事のヒントが見つかるはずです。

(1)100匹のラットを2群にわけて、一つの群には発酵性のレジスタントスターチ（RS）を、もう一つの群には非発酵性繊維（メチールセルロース）を10日間与えました。

その結果、発酵性RS群で耐糖能が改善し、GLP－1とPYY（食欲抑制／抗肥満ホルモン）の血中濃度が実質24時間にわたって高値でした。そしてその増加は短鎖脂肪酸の生成量と相関しました。

また下部腸管におけるプログルカゴンとPYYの遺伝子発現の増加を伴っていました。

これらの事実は、発酵性RSの継続摂取→善玉腸内細菌の増殖→発酵産物（短鎖脂肪酸）の増加→L細胞の増生と遺伝子発現の亢進→GLP－1とPYYの持続的な血中増加→糖代謝の改善および肥満の是正が期待できることを示唆しています。

（註）発酵性レジスタントスターチ　腸内細菌の発酵によって短鎖の脂肪酸ができる水溶性食物繊維のことで、成分としてはβグルカン、アルギニン酸、フルクタン、イヌリン、オリゴ糖、リグニン、グアーガム、グルコマンナンなどがあります。これらを多く含む食品は、大麦（押麦）、スーパー大麦、海藻類、リンゴ、柑橘類、野菜（根菜、豆類）、しいたけ、こんにゃくなどです。

(2)食物繊維を多く含むオオムギパンと精製した小麦粉パンの効果を、20人の健常者で比較しました。3日間連続して食べ、4日目の朝、同じ試験食の後に採血しました。全員が2種類のパンを食べるクロスオーバー試験でした。

その結果、オオムギパンで精製小麦粉パンに比べ食後血糖とインスリンはそれぞれ22%、17%低下し、インスリン感受性が25%改善しました。呼気中の水素イオンは3・6倍増加し、空腹時の短鎖脂肪酸は18%増え、大腸で発酵が進んだことを示しています。食後のGLP－1は56%、PYYは18%、GLP－2は13%それぞれ増加しました。

これらの成績から、全粒粉のオオムギパンは短期間に、腸管ホルモンの分泌を高めることにより、食欲抑制、インスリン感受性を高め、糖代謝を改善することが示されました。

(3)10人の健常者に、サプリメントとして難消化性プレバイオティクス（チコリーの根からの抽出物でイヌリンやオリゴフラクトースが含まれる）と易消化性のデキストリンマルターゼを色も味も同じ水溶液にして、朝と夕食時に16gを2週間与えました。その後に同一の試験食を摂らせ、下記のマーカーを測定しました。

その結果、食後血糖の山はプレバイオティクス群で低くなりました。自己評価した満腹感は上がり、血中の食欲抑制ホルモン（GLP－1、PYY）の上昇と一致していました。

またプレバイオティクス群で呼気中の水素イオンが～3倍まで上がり、大腸内で細菌による発酵が進んだことを確認しました。善玉インクレチンと呼気中の水素イオンは良好な正相関を示しました。

このことは発酵産物（短鎖の脂肪酸）が多ければ多いほど善玉インクレチンの分泌が高まることを示しています。悪玉インクレチンやその他の消化管ホルモンに変化はみられませんでしたが、呼気中の水素イオンの増加は空腹時でも観られることから、大腸内の発酵は食後の時間帯だけではなく、空腹時にも持続しており、プレバイオティクスを毎食摂ることで、血中の善玉インクレチンを24時間にわたり上げうることを示唆しています。

(4)ラットの実験で、オリゴフラクトース（発酵性の難消化繊維）を4週間与えると、大腸のL細胞が2倍に増加し、プログルカゴン遺伝子の発現が高まり、GLP－1が増加しました。すなわち発酵性の食物繊維がL細胞の増生を促し、善玉インクレチンの産生を高めることを示しています。

(5)28人の高インスリン血症を呈する糖尿病予備軍のうち、半分には食物繊維（小麦全粒粉）を多く含んだシリアルを、残りの半分にはこれを含まないシリアルを毎日摂取させ、1年間にわたって3か月毎に血中の酢酸、酪酸と善玉インクレチン（GLP－1）を8時間のプロフィールと

表3　ヒトにおけるレジスタントスターチ（RS）の治験成績

	対象（人）	RSの量・投与期間	効　果
1	健常者（10）	RS 30g／日を4週間サプリメントとして摂取	インスリン感受性（14%）↑、ブドウ糖の血中消失率（44%）↑、前腕筋肉への糖取り込み↑、血中の短鎖脂肪酸（酢酸、プロピオン酸）↑
2	インスリン抵抗性を有する者（15）	HAM-RS2 40g／日を8週間摂取	前腕筋肉への糖取り込み（65%）↑、脂肪組織の酵素活性（リポプロテンリパーゼ、TGリパーゼ）↑
3	メタボ患者（20）	RS 40g／日を12週間摂取	インスリン感受性↑、内臓脂肪および下肢筋肉内の脂肪量↓
4	肥満者（11）	HAM-RS2を0、15、30g／日を4週間摂取	インスリン感受性（15g, 30g／日で）↑
5	2型糖尿病患者（17）	HAM-RS2を40g／日12週間摂取	食後血糖↓、食後GLP-1↑

＊HAM-RS2：トウモロコシ由来の不溶性食物繊維

して測定しました。

　その結果、体重には両群間で差は見られませんでしたが、酢酸と酪酸は9か月後に初めて高繊維群で有意に増加し、12か月後には善玉インクレチンの増加（＋25%）が観られました。

　この試験では、インスリン抵抗性を有する糖尿病予備軍を対象にしており、新しい食事によって腸内細菌叢が変化し、最適な発酵環境になるにはかなりの時間がかかることを示唆しています。

　ヒトにおけるRSの主な治験成績を表3に示しました。

　他方、プロバイオティクス（健康上有益な効果をもたらす生菌）の効果を動物とヒトで検討した成績があります。

(6)マウスを8週間高脂肪食で飼育し、その間、週に3回プロバイオティクス（VSL#3：ラクトバチルスとビフィドバクテリウムの数株を含む）を胃管で注入しました。VSL#3を与えた動物では対照と比較して、①食べる餌の量が減り、体重増加が抑えられ、②空腹時血糖、食後血糖が低下し、血中インスリンが下がり、③血中の脂肪酸、中性脂肪、肝の脂肪量が減少し、④レプチン（体脂肪量の指標）は低下し、アディポネクチン（インスリン感受性の指標）は増加、炎症性サイトカイン（IL－6、MCP－1、TNF－α）は低下し、⑤腸内細菌のファーミキュートが減り、バクテロイデスとビフィドバクテリウムが増え、⑥GLP－1は著明に増加しましたが、GIPやその他の腸管ホルモンに変化はなく、⑦短鎖脂肪酸の中では特に酪酸が増え、遺伝子検査で酪酸産生菌の増加が証明されました。

これらの結果は、脂肪食が続いてもプロバイオティクス（VSL#3）によって良好な腸内細菌叢が構築されれば、抗肥満、抗炎症および糖・脂質代謝の改善がもたらされることを示しています。

(7)64人の2型糖尿病患者さん（30～60歳）を2群にわけ、一方にはプロバイオティクスのヨーグルト（ラクトバチルスLa5＋ビフィドバクテリウムBb12含有）を、他方には通常のヨーグルトをそれぞれ1日に300g、6週間食べさせました。

その結果、プロバイオティクス群で空腹時血糖とHbA1cが下がり、抗酸化指標（赤血球のスーパーオキシドジスムターゼとグルタチオンペルオキシダーゼ活性および血清過酸化脂質）が改善しました。

(8)プロバイオティクスの最大のニュースは、コーネル大学グループ（Marchら，2015）が遺伝子工学的にGLP－1（1－37）を産生・分泌するヒト型のラクトバチルス（乳酸菌）をつくったことです。ただしこのアミノ酸37個のペプチドは不活性で、GLP－1のインクレチン作用はありません。ところが不思議なことにこの改変乳酸菌を糖尿病ラットに毎日食べ続けさせたところ、90日後に血糖はこれを与えなかった対照に比べ30％下がり、耐糖能が改善しました。インスリン分泌は正常ラットの25～33％相当にまで回復したのです。またこの乳酸菌は各種の腸管機能に悪影響はなく、安全であることが証明されました。驚いたことに、この動物の上部小腸粘膜にはインスリンを分泌する上皮細胞が出現しており、そのインスリン分泌動態がβ細胞と極めて類似していることでした。すなわちこの細胞自身が血糖の上昇に反応して必要量のインスリンを適正に分泌するため、食後血糖のパターンが正常動物と全く同じでした。この細胞にはβ細胞への分化・成熟に必須の転写因子（MafA、PDX－1など）が誘導されていました。この結果は今後ヒトで確認されなければなりませんが、プロバイオティクスを飲むだけで腸管に代替のβ細胞がつくられるという夢のような可能性を秘めているのです。

近年、人間を構成する総細胞数より10倍も多いとされる腸内細菌が、宿主に多大な貢献をしていることが明らかになっています。

1．免疫機能の活性化
2．バリアー機能の正常保持
3．炎症の防御
4．腸管ホルモンの分泌促進
5．気分や行動などの精神機能の調整

などなど広範囲にわたっています。

腸内細菌が人体の健康、慢性疾患（肥満、2型糖尿病、炎症性腸疾患、大腸癌など）、さらには気候変動や食の安全性などに及ぼす影響についての国際医食会議（ICNM、2016）が開催され、健康な腸内細菌を保持、促進するための7つのガイドラインが採択されています。

1．食事は植物性の食品、すなわち野菜、果物、全粒穀物、豆類などを基本に組み立てなさい

2. 少なくとも毎日50~55gの食物繊維を摂るように工夫しなさい
3. 少なくとも毎日5~8gの植物由来のプレバイオティクス（善玉腸内細菌を育てる栄養源となる食品成分）を摂るように
4. 発酵食品またはプロバイオティクス（生菌）を加えなさい
5. 赤身の肉、高脂肪の乳製品、揚げ物、食品添加物、AGE（終末糖化産物）を避けなさい
6. 脂肪の摂取制限をしなさい（特に2型糖尿病患者さんとそのリスクが高い人）
7. 抗生物質の使用は必要最小限に止めなさい

ということでした。

つまり脂肪や蛋白の多い動物性の食品に替えて、難消化性でんぷんや食物繊維を多く含む食事を摂り続けることが、腸内細菌を最も健康的な状態に保ち、発酵を高め、短鎖の脂肪酸↓インクレチン経路を活性化し、インスリン／グルカゴン比を高めることで、血糖改善につなげることができる方法であると言えるのです。

おわりに

本書の脱稿後に、Unger 教授らの仕事にチャレンジする論文が矢継ぎ早に出ているのに気付きました。

一つはDamondら（2016）のもので、彼らはUnger 教授らのストレプトゾトシン（STZ）を投与したグルカゴン受容体欠損マウスには、まだβ細胞が生き残っていることを指摘したのです。

その結果、グルカゴンの働きが無いためにごく少量のインスリンで糖尿病の発症が抑えられたと主張したのです。

彼らはSTZより強力なジフテリア菌毒素（DT）を使って、β細胞をほぼ完全に破壊すると、Unger 教授らのマウスが糖尿病になることを証明しました。

実際に膵島に残存したβ細胞とインスリン含量を、STZとDTの場合で比較すると、前者でβ細胞は20～30％残りましたが、後者では1～2％とほぼ完全に消滅し、インスリン含量はSTZで21・1％であったのに対し、DTでは9・8％まで減少していました。

したがって彼らは、Unger 教授らの「グルカゴンが無ければ、糖尿病にならない」ではなく、「インスリンが完全に欠乏すれば、グルカゴンが無くても糖尿病になる」としたのです。

確かに彼らの反論は正しいと思います。

しかし一方で彼らは、「グルカゴンの働きが無ければ極めて少量のインスリンで糖尿病の発症が抑えられる」事実を追認していることになります。

二つ目はSteenbergら（2016）の成績です。

彼らは遺伝子工学的にα細胞にヒトのジフテリア菌毒素（ＤＴ）に対する受容体を発現させたマウスをつくりました。

そして先ずこのマウスにＳＴＺを投与して糖尿病にし、次いで3週間後にＤＴを投与してα細胞を消滅させたのです。

その結果、先行した糖尿病に対してグルカゴンの消失は、何等の改善効果も与えませんでした。

彼らは以前に、ＳＴＺ糖尿病ラットにグルカゴン中和抗体を投与して高血糖に対する影響を検討しています。

生後間もないラットにＳＴＺを投与すると軽い糖尿病になり、成長してから投与すると重症の糖尿病が発症しますが、この2つの糖尿病ラットに対するグルカゴン中和抗体の効果は異なっており、インスリンが残存している前者の高血糖はグルカゴンを中和すると正常化しましたが、インスリンが高度に消失した後者の高血糖には何らの効果も観られませんでした。

すなわちグルカゴンの抑制による血糖改善はインスリンが残存している場合にのみ観られる現象としたのです。

これらの結果を踏まえて彼らは、「β細胞の完全な破壊による糖尿病に、グルカゴンの消失は何らの効果も持たない」と結論したのです。

もう一つはNeumannら（2016）の成績で、これまでの研究では不完全だったインスリンおよびグルカゴンの両方の働きを完全にゼロ（0）にするために、インスリン遺伝子およびグルカゴン受容体遺伝子をそれぞれ1個しか持たないヘテロマウスの間で交配して、両方のダブルノックアウト動物をつくったのです。すなわちインスリンがゼロ（0）でグルカゴンの働きがまったく無い動物です。

この動物の糖尿病はインスリンだけを欠損した対照動物と比べると、空腹時、食後血糖およびケトン体はやや低めでしたが、イスリン注射を止めると、対照動物のほとんどが2日以内に高血糖を起こして死んだのに対して、この動物は平均寿命が高々5～6日延びただけで、それ以上生き続けることはできませんでした。

彼らの結論は、「インスリンが無ければ、グルカゴンの働きをゼロ（0）にしても、糖尿病および寿命の短縮に打ち勝つことはできない」でした。

これら3つの反論はいずれもインスリンが完全にゼロ（0）になれば、もはや如何なる方法でグルカゴンの働きを抑えても糖尿病を改善・治癒させることはできないことを示したのです。これらはいずれも十分に科学的に実証されたものであり、〝その限りにおいて〟は正しいと思われます。

〝その限りにおいて〟とは、100％に近いβ細胞の消失のことです。実際の臨床において、このような患者さんすなわちインスリン分泌が完全にゼロ（0）となった患者さんの比率は、実はそれほど多くはないのです。

ヒトの糖尿病のほとんど（90〜95％）を占める2型糖尿病は、不十分ながらインスリン分泌能を保っていることは言うまでもありません。1型糖尿病でもかなりの患者さん（ある成績では約4分の3の患者さん）にはまだインスリン分泌能が多少なりとも残存しているといわれています。

そう考えると、グルカゴンの抑制は大半の糖尿病患者さんに適応されうる充分な治療的意義を提起するものであり、「グルカゴンを抑えれば、インスリン不足による糖代謝の破綻を克服できる」という結論は実態に即しているのです。

ヨーロッパ糖尿病学会（２０１６）は、「インスリンとグルカゴン：命のパートナー」と題したコンセンサスカンファレンスを開催し、世界をリードする研究者の意見を集約して、以下の如くまとめています。

すなわち「２型糖尿病では末期に至るまでの全経過および１型糖尿病ではまだβ細胞機能（インスリンを分泌する力）が残存している過程においては、血中グルカゴンの不適切な過剰分泌が肝糖産生の増大を惹起して高血糖を生じており、グルカゴンの働きを抑えることができれば、血糖の正常化が期待できる。そのためにはインスリンの基礎分泌の残存が前提であり、その限りにおいては、グルカゴンの抑制は重要な治療標的になりうる。」としたのです。

この結論は、糖尿病の病態および治療におけるグルカゴンの重要性を明確に打ち出したものであり、これが現時点におけるグルカゴンに対する世界の見解なのです。

あとがき

長い歴史の中で、「インスリンの欠乏」が糖尿病の唯一無二の原因であり、病態と治療の中心であることは、世界の教科書に書かれた不可侵の〝ドグマ〟であったのです。

この〝ドグマ〟に挑戦して、糖尿病の病像形成に「グルカゴンの過剰」が必須の条件（sine qua non）であることを解き明かしたRoger H. Unger教授らの業績は、糖尿病の概念を根底から覆し、糖尿病を新たな病気として生まれ変わらせる革命的発見でした。

すなわち、これまでインスリンの影に隠れて陽が当たらなかったグルカゴンが、インスリンの衰退を機に反乱軍となって猛威を振るい、糖尿病を致死的な恐ろしい病気に変貌させる「からくり」を突き止めたのです。

本書はUnger教授のライフワークを中心に、糖尿病との関係でインスリンの対抗ホルモンとしてのグルカゴンのすべてを網羅したつもりです。できるだけ科学的事実から逸脱しないように留意しました。

これまでUnger教授の研究室には、日本から初期のグルカゴン研究に大きい足跡を残された東北大学大根田昭先生、山形大学佐々木英夫先生、京都大学桜井英雄先生を筆頭に、十数人が時を継いで留学されておられます。

私はUnger教授の「2つのホルモン起因説Bi-Hormonal Theory」(New Engl J Med, 1975)に惹かれ、1978年に留学しました。ところが驚いたことに、当時のUnger研究室はグルカゴンからソマトスタチン一色に方向が変わっており、月1篇の論文を出すことを目指して、6～7人の留学生(MD、PhD)が奮闘していた時代でした。

従って私は意に反してグルカゴンの研究に手を染めることができませんでしたが、この度、僭越ながら教授のライフワークであるグルカゴンのお仕事を紹介させて頂きました。

晩年の教授のお仕事のハイライトとなった論文には、残念ながら日本人の名前は無く、中国人名のみ目につきます。

実を言うと、わが国はグルカゴン研究の後進国なのです。

それを象徴するエピソードとして、或る糖尿病関係の講演会の席上、グルカゴンに関する質問が演者の有名大学教授に出されたのに対して、(質問はやや本題から逸れたものではありましたが）一言「グルカゴンはまだ測定法も確立していませんので」として、ほとんど無視した扱いに終わったのを、落胆とともに思い出します。これがわが国のつい最近までの現状です。

私は恩師の偉業を少しでも多くの人に知って貰い、グルカゴンへの理解が深まることを願って本書を執筆しました。皆様方のご批判、ご叱正を賜れば幸いです。

最後に本書の内容についてご意見を頂いた留学同期の畏友川井紘一先生に感謝を申し上げます。

また小著が日の目をみたのは、ひとえに星和書店のおかげであり、とくに編集第2部の近藤達哉氏には著者に最大限の自由度を与えて頂きました。記して心から感謝の意を表します。

空腹時（fasting）—— 40
ケトン体 **41**, 50

【サ行】

ジフテリア菌毒素受容体 106, 165
膵クランプ法 **42-43**, 105
膵臓摘出後糖尿病 6, 86
膵島（ランゲルハンス島） 24
——移植法 84
ストレスホルモン（エピネフリン＝アドレナリン，コルチゾール，グルカゴン，成長ホルモン） 55
ストレプトゾトシン（SZT） 18
全身性脂肪萎縮症（リポジストロフィー） 127
ソマトスタチン 43, 51-54, **105**

【タ行】

耐糖能 **40**, 114
短鎖脂肪酸（酢酸，プロピオン酸，酪酸） 152-154
胆汁酸 147-148
腸内細菌 144
低血糖 vii
転写因子 Arx 欠損マウス 102
転写因子（MafA, PDX-1） 160
糖新生 38, **49**
糖尿病性ケトアシドーシス 51

【ハ行】

発酵 152
パラクリノパシー 79
パラクリン 77
ブドウ糖依存性（脳） 41
プレバイオティクス 156
プレプロインスリン mRNA 110
プログルカゴン 34-35
——遺伝子 34
プロセッシング 35
プロバイオティクス 158-161
ポリフェノール 150

【マ行】

マロニール CoA 50
免疫組織染色法 88

【ヤ行】

遊離脂肪酸 41

【ラ行】

レジスタントスターチ（RS） 150-155
レプチン 106, **122**
——遺伝子 cDNA 122

索引（キーワード）

1型糖尿病　12
　——モデルマウス（NODマウス）
　　122
2型糖尿病　12, **62**
　——モデルラット（ZDラット）
　　122
ATP（アデノシン-3-リン酸）　37
cAMP　18
CPT-1（カルニチンパルミトイル
　トランスフェラーゼ-1）　50
C-ペプチド　67
CREB　112
GLP-1（グルカゴン様ペプチド-1）
　36, 94, 136
　——受容体作動薬（リラグルチ
　　ド）　128
GLP-1（1-37）　160
K細胞　138
LPS（リポポリサッカライド）　145
L細胞　138
L-アルギニン負荷試験　86
PEPCK　112
PYY　138
α細胞欠損マウス　102

【ア行】
アミリンアナログ　132
アロキサン　110
インクレチン　16
　——関連薬　36
　——効果　137
　——分解酵素（DPP-4）　94
インスリン
　——抗体　56
　——抵抗性　12, 62, 95
　——抵抗性改善薬　96
　——標的臓器（骨格筋，脂肪，肝
　　臓）　39
炎症性サイトカイン　159
オリーブ油（地中海食）　149

【カ行】
肝糖産生　42-44
　——の減衰　44-45
グリコーゲン　37
　——合成　2
　——分解　37, 49
　筋肉の——　49
グルカゴン
　——抗体　98
　——の奇異性分泌　7
　——の放射免疫測定法（RIA）
　　32
　——の標的臓器（肝臓）　39
　膵——　6
　腸管——　86
グルカゴン受容体　17
　——アンタゴニスト　100
　——アンチセンス　101
　——遺伝子（cDNA）　112-114
血液・脳関門　41
血糖値　39

著者略歴

稙田　太郎（わさだ　たろう）

昭和16年　大分県生まれ
昭和41年　九州大学医学部卒業
昭和41年　東京虎の門病院インターン（4月から1年間）
昭和44年　東京聖路加国際病院内科レジデント（4月から1年間）
昭和47年　九州大学医学部第3内科助手
昭和53年　テキサス大学SWメディカルセンター内科（R. Unger教授、糖尿病学）留学（2年間）
昭和60年　九州大学医学部第3内科講師
平成 4 年　東京女子医科大学糖尿病センター助教授
平成14年　埼玉県済生会栗橋病院（東京女子医科大学特定関連病院）副院長（～平成19年）
平成20年　東京女子医科大学特定関連診療所　医療法人従容会戸塚ロイヤルクリニック理事長
平成29年　医療法人友愛会　沼津さとやまクリニック院長

〈論文〉インスリン抵抗性に関する研究論文、多数
〈書籍〉『糖尿病はだから早く治しなさい』（廣済堂出版、2016）、ほか

糖尿病はグルカゴンの反乱だった
インスリン発見後、なぜ未だに糖尿病は克服できないのか

2019年4月19日　初版第1刷発行

著　者　植田太郎
発行者　石澤雄司
発行所　株式会社 星和書店
〒168-0074　東京都杉並区上高井戸1-2-5
電話　03（3329）0031（営業部）／03（3329）0033（編集部）
FAX　03（5374）7186（営業部）／03（5374）7185（編集部）
URL　http://www.seiwa-pb.co.jp

印刷・製本　中央精版印刷株式会社